한 권으로 끝내는
다이어트의 모든 것

한 권으로 끝내는

다이어트의
모든 것

개그우먼 **권진영** 지음

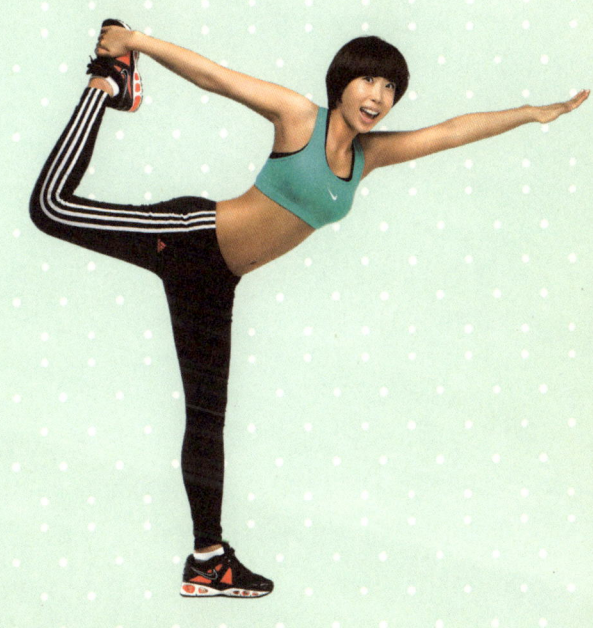

21세기북스

이번만큼은 제대로 꼭 해보자!
성형보다 20배 더 효과적인 다이어트

권진영~! 다이어트 했어?
운동했다고?
언제 살이 쪘었나?
진영 씨, 살찐 거 못 본 것 같은데…….

네! 저 살쪘습니다.
하루에 1만 칼로리씩 먹었습니다.
다만 얼굴이 좀 작은 편이라 살찐 티가 덜 났나 봅니다.
얼굴 44, 상체 66, 하체 88이었습니다.
그런데 고지혈증에 자궁근종까지 있다니…….
건강을 위해서라도 다이어트 해야만 했습니다.

대한민국 개그우먼으로 산 지도 어언 10년째 접어들었다. 꿈을 이루었다고 생각했던 해맑던 신인 시절! 늦은 밤까지 이어지는 아이디어 회의가 일상이 되었다. 뒤로 빠져 있을 수 없는 선후배와의 술자리는 점점 늘어만 갔다. 휴식과 운동은 늘 부족했고 스트레스는 눈덩이처럼 커졌다. 그래서인지 데뷔 1~2년 만에 체중은 감당할 수 없을 만큼 늘었다. 전에 즐겨 입던 옷도 몸에 맞지 않았다. 또 모처럼 맘에 드는 옷을 살 때도 옷태가 나지 않아 속만 상하기 일쑤였다.

'도대체 내게 무슨 일이 생긴 거지? 이건 아닌데……'

그렇게 느끼는 순간 단순히 외모의 변화뿐 아니라 건강에도 적신호가 켜졌다. 잠을 자고 쉰다고 쉬어도 늘 만성 피로에 시달렸다. 그래서 병원을 찾았을 때는 고지혈증에 자궁 근종까지 발견되었다. 어이쿠, 이제 올 것이 왔구나 하는 마음에 겁이 덜컥 났다.

여자의 평생 숙제는 아름다움을 추구하고 자신을 가꾸는 일이다. 그런데 그 숙제를 너무도 오랫동안 잊고 미루어왔던 결과가 여실히 드러났던 것이다. 남녀노소를 불문하고 미용에 관심을 두고 멋진 S라인 몸매로 건강하게 살려는 사람들로 가득하다. 그런데 나 혼자 시대에 역행하며 아름다운 외모는 고사하고 건강까지 망쳤다고 생각하니 막막한 마음에 한숨만 절로 났다.

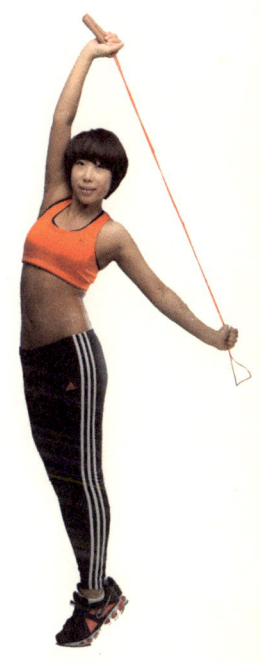

'이대로는 안 돼! 밀린 숙제를 시작하자! 아무리 개그우먼이라지만 나도 연예인이잖아.'

눈을 크게 뜨고 세상을 보니 정말 별별 다이어트 방법들이 다 있었다. 당장 시작하기만 하면 다시 예전으로 금방 돌아갈 수 있을 것만 같았다. 아니, 그보다 더 멋진 모습으로 확 변하는 것은 시간문제라고 생각했다. 원푸드 다이어트에서 단식과 지방흡입까지 급한 마음에 해보지 않은 것이 없다. 비만과의 전쟁을 선포하고 일시적인 성공과 실패를 거듭하며 무려 8년이라는 시간을 보냈다. 그동안 나를 잘 몰랐고 다이어트의 유혹에 쉽게 빠졌으며 의지가 강하지 못했다.

점점 나 자신에게 자신이 없어졌다. 대중 앞에서 밝고 건강한 모습을 보여야 하는데 순간순간 작아지는 기분이 들었다. 누군가에게 보여주기 위한 변화가 아니라 나를 위로하고 남은 인생을 멋지게 살기 위한 일생일대 최고의 변화가 필요했다. 데뷔 10년 차 개그우먼 권진영, 반드시 달라져야만 했다. 어린아이가 걸음마를 배우듯 아주 천천히 느리게 가보자 마음먹었다. 빨리 먹는 밥이 체한다는 말의 의미를 8년 동안 뼈저리게 느꼈으니까.

우선 전문가의 도움을 받아 내 몸 상태를 꼼꼼히 살펴보고 본격적인 체중 감량에 들어갔다. 단순히 날씬해지기 위한 감량이 아니라 건강을 회복하고 멋진 인생을 살기 위한 피할 수 없는 선택이었다.

"이번만큼은 제대로 해 보자. 꼭 제대로!"

체계적인 운동과 적절한 식이요법을 병행하며 잘못된 생활 습관을 하나하나 수정해 나가기 시작했다. 원하는 결과가 빨리 나타나지 않아 실망스러울 때도 있었다. 하지만 이번만큼은 조금 늦더라도 제대로 하기로 했으니 이를 악물고 기다렸다. 두 달, 석 달이 지나면서 조금씩 변화가 일어나기 시작했다. 체중 변화가 나타난 것도 기뻤다. 무엇보다도 더 큰 성과는 몸매에 라인이 드러나기 시작한 거였다. 그때부터 체중계에 올라가 원하는 만큼 팍팍 줄어들지 않는 체중 때문에 울상을 짓기보다는 거울 앞에서 내 몸의 숨겨진 라인을 하나둘 발견하는 기쁨을 누리게 되었다.

어느덧 다이어트를 시작한 지 6개월이 지나 일 년이 훌쩍 지났다. 나는 무대 위의 화려한 모델이나 배우처럼 깡마른 체형이 되기를 꿈꾸며 다이어트를 한 것은 아니다. 다만 지금까지 잊고 지내던 건강한 나를 되찾고, 내 인생의 터닝 포인트를 마련하고 싶었다.

지금 나는 나름대로 만족하는 탄탄한 S라인 몸매를 만들었다. 얼굴 미인은 아니지만 몸매 미인으로 승부수를 던지며 건강하게 인생의 2막을 열려고 한다. 오늘도 느리지만 유쾌하게 건강한 몸과 아름다운 바디 라인을 꿈꾸며 노력한다. 언제 어디서 누구를 만나도 자신감 넘치는 모습으로 살기 위해,

나는 스스로 만족할 정도로 다이어트에 성공했다고 말하는 개그우먼 권진영이다. 물론 TV 광고 속에 나오는 잘빠진 몸매의 모델이나 인형처럼 예쁜 배우는 아니다. 운동복 바람으로 휘휘 돌아다니는 옆집 언니, 누나 같은 평범한 사람이다. 그래서 나는 혹독한 다이어트를 하다가 상처받은 다이어터들과 함께 웃고 울며 응원하기 위해 이 책을 준비했다. 개그우먼 권진영이 했다면 그 힘들다는 다이어트도 조금은 더 유쾌하게 도전해봄직하지 않을까 하는 마음에서였다.

아름다워지기 위해 성형하는 것보다 20배 더 효과적이라는 다이어트!

어렵게 다이어트에 성공하고 복근녀가 되어 보니 세상은 또 다른 기운과 향기로 가득하다. 이 멋진 기분을 수많은 다이어터들과 함께할 수 있는 그날을 기대해본다.

2013. 7
복근녀 권진영

목차

1장

다이어트로 성공하기 이전의 나

개그우먼에게도 다이어트가 필요할까?

타고난 몸매를 가진 연예인들을 보고 축복받은 유전자를 가지고 태어났다고 한다. 그럼 나는 저주받은 유전자라는 말인가? 나는 그다지 뛰어난 외모도 아니다. 멋진 몸매를 가져본 적도 없다. 그렇다고 내 유전자가 저주받았다고는 절대 생각하지 않는다. 나는 나만의 개성 있는 외모와 재치로 시청자들에게 웃음을 주는 개그우먼이다. 나의 작고 예리한 눈과 돌출된 입은 쉽게 잊지 않는 매력이 있다고 굳건히 믿었다. 어디 그뿐인가. 튼실한 두 다리와 든든한 뱃심에서 나오는 강한 에너지로 그 누구도 압도할 수 있다는 자신감도 있었다.

　그래서 나는 내 모습 그대로를 인정하고 존중했다. 하지만 데뷔 후 해를 거듭할수록 체중은 점점 늘어만 갔다. 늦은 밤까지 아이디어 회의를 하다 보면 야식도 세 끼 끼니 챙기듯 챙겨 먹게 되었다. 뜻대로 풀리지 않는 일들로 스트레스가 쌓이면 쌓일수록 내 몸의 불필요한 지방들이 축적되어 갔다.

'먹는 거로라도 풀어야지? 별수 있어?'

잘못된 식생활습관을 합리화하고 참 겁 없이도 폭식, 과식, 야식을 즐겼다. 먹는 동안은 잠시 스트레스에서 벗어나 행복감에 충만했다. 식사하러 가면서도 늘 한 손에는 과자 봉지가 들려 있었고 떡볶이는 반찬으로 먹었다. 김밥은 밥으로 치지도 않았다. 식사를 마친 후에도 아주 달콤한 빵과 캐러멜 프라푸치노를 꾸역꾸역 목구멍 안으로 잘도 밀어 넣었다. 누가 남자친구 있느냐고 물으면 우스갯소리를 하곤 했다.

"남자친구 대신에 삼식(폭식, 과식, 야식)이가 있어요."

물론 운동은 숨쉬기 운동 외에는 제로! 하루에 백 보도 걷지 않았다. 어느 순간부터 사람들이 인사하듯 말했다.

"권진영, 두 턱 됐다."

"그동안 돈은 안 모으고 체지방만 모았구나."

장난으로 웃어넘기는 것도 한두 번이다. 하루도 빠짐없이 이런 얘기를 듣다 보니 기분이 좋지는 않았다. 그즈음에 거울 속의 내 모습이 서서히 낯설어지기 시작했던 것 같다. 옷도 맞지 않고 아무리 멋진 옷을 입어도 얻어 입은 듯 맵시가 나지 않았다.

'내가 패션쇼에 나갈 모델도 아니고 영화 찍을 배우도 아닌데 뭐 어때?'

마음속으로 말하며 서서히 밀려드는 불안을 애써 떨쳐냈다. 더는 집에서 몸에 맞는 옷을 찾을 수 없게 되었다. 또 옷을 사도 꼭 헐렁하고 펑퍼짐해서 몸매가 드러나지 않는 것으로만 골라서 샀다. 이런 내 모습이 못마땅한지 부모님의 잔소리는 늘어만 갔다. 주변의 절친들도 사뭇 진지하게 다이어트를 권유했다. 그때 처음으로 아주 잠시 생각했던 것 같다.

'개그우먼에게도 다이어트가 필요할까?'

20대에는 개그우먼이 되었다는 기쁨에 개그에 모든 것을 할애했다. 사람들을 웃게 할 수 있다면 그것으로 충분했고 더 바랄 것이 없었다. 그래서 심지어는 웃기려고 먹을 때도 있었다. 외모를 예쁘게 꾸미기보다는 웃기게 보이기 위해 노력했다. 항상 앞머리는 눈썹 위로 짧게 잘랐고 촌스럽고 엉성한 분장도 서슴없이 즐겼다. 지나고 생각해 보면 아무리 예쁜 사람도 그렇게 꾸며놓는다면 예뻐 보이지 않을 것이다.

그렇게 나는 개그우먼으로 살게 되면서 여자로 사는 삶과 점점 멀어졌던 것 같다. 아름답게 외모를 가꾸기보다 어떻게 하면 사람들에게 큰 웃음을 줄 수 있을지가 더 중요했으니까. 누가 살 좀 빼라고 하면 농담처럼 받아쳤다.

"살 빠지면 못 웃겨요!"

한동안 개그 소재로 사용했던 멘트처럼 하루에 12끼, 즉 이른 아침, 아침, 늦은 아침, 이른 점심, 점심, 늦은 점심, 이른 저녁, 저녁, 늦은 저녁, 야참, 새벽 라면, 아주 이른 아침까지 실제로 모두 소화하며 살았다. 덕분에 신인 시절 나는 독한 외모로도 한껏 어필했다.

"넌 뭘 믿고 그렇게 못생겼니?"

"개그우먼 안 했으면 어찌할 뻔했니?"

선배들의 장난스러운 말을 밥 먹듯이 들었다. 딸이 크게 예쁘지는 않아도 호감 가는 고급스러운 얼굴이라고 생각하는 우리 엄마가 들으셨으면 난리가 날 말이지만 그 당시 나는 그런 말에 크게 상처받지 않았다.

"네가 좋아하는 떡볶이 하나당 남자 하나씩 떨어져 나가는 줄 알고 자제해. 너 지금 중국 부자 같아."

가까운 선배의 조언에도 콧방귀만 흥! '난 개그우먼이라고요!'라며 오히려 개그우먼으로 살기에 좋은 외모를 가졌다는 자랑스러움이 컸다면 컸을 것이다. 지금에야 말이지만 그렇게 나의 외모를 지적했던 사람들의 외모도 그리 훌륭하지는 않았다. 그래서 마음속으로는 '어디서 외모 지적이야?' 하고 슬쩍 웃어넘기곤 했다. 예쁘지도 않은 얼굴에 가꾸지도 않았으니 그때는 얼마나 더 못생겨 보였을까 지금에 와서야 깨닫게 된다.

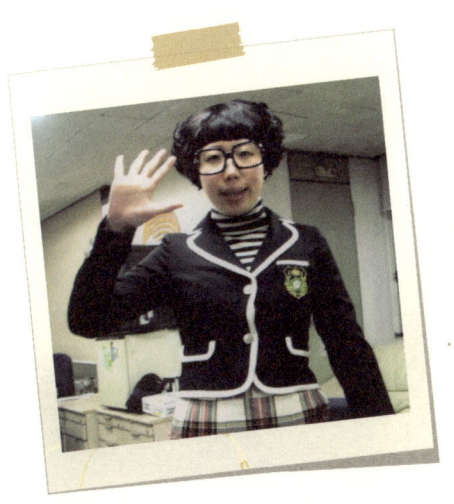

그깟 다이어트 나도 한다면 해!

개그우먼으로 산 지 1~2년이 지나면서 갑자기 확 불어난 체중이 버겁기 시작했다. 전보다 피로도 많이 느껴지고 조금만 걸어도 숨이 턱까지 차올라 헉헉거렸다. 그즈음 건강검진을 받고 고지혈증에 자궁근종이 있다는 충격적인 사실을 알게 되었다. 또 어쩌다 사진을 찍으면 너무도 후덕해 보이는 내 모습에 흠칫 놀라곤 했다. 그러니 방송에서의 모습은 어땠겠는가?

"얼굴이며 몸이며 풍년이네. 풍년!"

화면 속 나를 보며 그런 말이 나도 모르게 입에서 툭 튀어나왔다. 나 스스로 이미 다이어트의 필요성을 몸과 마음으로 느끼고 있었다.

'사과 농사가 풍년이면 그해 사과 값이 떨어진다는데, 내 몸도 풍년이라 값이 훅~ 떨어졌나? 그럼 나는 건강을 회복하고, 나의 가치를 인정받기 위해서라도 다이어트를 해야 하는 거 아닌가?'

다이어트를 하려고 마음먹고 보니 세상에는 참 다양한 다이어트 방법들이 있었다. 인터넷, 책, 방송을 통해 연일 소개되는 새로운 다이어트 방법들! 그대로 몇 주만 따라 하고 버티면 쉽게 살을 빼고 아름다운 몸매를 갖게 될 거라는 착각에 빠져들었다. 물론 성공은 못 했다.

그때 참 별별 다이어트 방법을 다 해봤던 것 같다. 그 기간만 해도 햇수로 8년이다. 그 당시를 떠올리면 너무도 진지했고 웃지 못할 기억들로 가득하다. 하지만 그

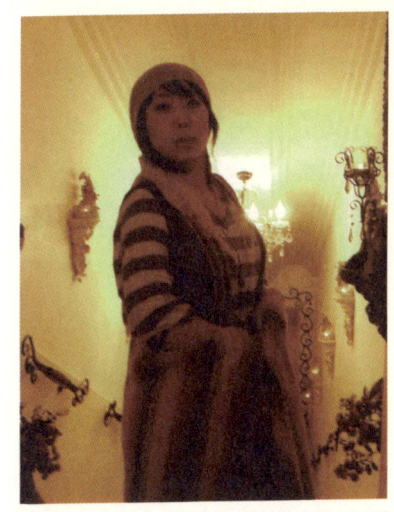

늘 부어 있던 나! 내 몸은 늘 풍년이었다! 다이어트에 거듭 실패하면서 점점 더 풍년이 되어갔던 내 몸!

혹독했던 시간을 되돌아보며 후회하지는 않는다. 그 시간이 있었기에 지금의 내가 있다. 무엇이 잘못이었는지 정확히 알게 되어 평생 함께해야 할 다이어트를 즐기게 되었으니 말이다. 하지만 나의 실패담을 통해 수많은 다이어터들이 더는 교활한 상술에 넘어가 시간과 돈을 낭비하지 않고 다이어트에 성공하길 바라는 마음이 간절하다.

‖ 원푸드 다이어트

포도, 사과, 호두, 고구마와 같이 한 가지 식품으로 세 끼 식사를 대신하는 원푸드 다이어트는 결심만 하면 당장에라도 시작할 수 있고 힘들어 보이지도 않았다. 사과 다이어트는 하루에 10개를 먹는다고 해도 600칼로리 정도밖에 안 되기 때문에 딱 3일이면 그 효과가 나타난다고 했다. 처음에는 가뿐하게 사과 한 알로 아침을 시작했다. 배가 고프면 또 한 개, 또 한 알. 하루, 이틀, 사흘이 지나니 정말 살이 빠지는 듯했다. 얼굴도 원하던 대로 핏기가 조금 가시고 핼쑥해 보이는 것이 참 마음에 들었다. 하지만 좀처럼 기운이 나지 않고 무얼 해도 기쁘지가 않았다. 회의하려고 모여도 생각이 잘 떠오르지 않았고 머리도 어질어질했다.

'언제까지 사과만 먹어야 한단 말인가?'

한 번은 배를 부여잡고 고민하고 있는데 동기들이 짜장면에 짬뽕과 탕수육까지 시켜 거하게 한 상 차렸다. 한번 먹어보라며 권하는 친구가 악마같이 보였지만 이브가 사탄의 유혹에 넘어가 선악과를 따 먹듯 그렇게 짜장면 한 젓가락과 짬뽕 국물 한 숟가락을 범하고 말았다. 튀겨낸 고기는 안 된다는 생각에 탕수육 소스에 담긴 당근 조각을 집어 입 속에 쏙 넣었다. 이게 뭐 하는 짓인가 싶었지만 무슨 일이든 처음이 어렵지 그다음은 쉬운 법이다. 어느새 누가 권하지 않아도 자리를 꿰차고 앉아 탕수육 그릇에 코를 처박고 있었다. 바닥을 드러낸 그릇들을 보며 어찌나 허탈하던지…… 하지만 그것은 시작에 불과했다. 라면에 떡볶이와 김밥까지 며칠간 참아왔던 엄청난 양의 음식을 순식간에 먹어치웠다.

결과는 다이어트 실패였다. 정신을 차리고 체중계 위에 섰을 때는 3일 전보다 불어난 체중에 고개를 떨구고 말았다. 이상한 것은 사과, 포도,

미역, 감자, 호두, 고구마든, 심지어 고기에 이르기까지 오직 한 가지 식품만 먹었을 때는 꼭 폭식으로 끝나곤 했다. 그렇게 며칠간의 노력이 물거품이 되고 나면 늘 깊은 자괴감에 빠졌다.

‖ 한증막 다이어트

과식, 폭식, 야식이 일반화된 생활을 하다 보면 아랫배가 묵직하고 가슴이 답답할 때가 잦았다. 그럴 때면 찾는 곳이 한증막이다. 뜨끈뜨끈한 고온으로 몸을 푸는 한증막에 갔다 오면 듣던 대로 다이어트 효과가 바로 나타나는 것 같았다. 몸 안의 수분이 쭉 빠지면서 몸이 가벼워지는 기분이었고 체중도 1~2킬로그램은 쉽게 빠지는 듯 보였다. 그러기 위에서는 뜨거운 증기에 몸을 맡기고 당장이라도 뛰쳐나가고 싶은 욕망을 누르느라 참고 또 참아야 했다.

한증막 다이어트를 한다며 하루가 멀다고 드나들던 사우나! 어느덧 뜨거운 열기가 시원하게 느껴지기까지 했다. 한증막에서 나와 체중계에 올라가는 그 순간은 체중이 줄어든 듯 보였지만 또한 별 효과는 없었다. 한증막에서 증기욕을 하고 나면 땀 배출량이 증가해 다이어트 효과가 있는 듯 보이나 그렇게 소실된 수분은 24시간이 지나면 자동으로 보충된다는 것, 몸 안의 수분이 빠져나갈 뿐 지방을 제거하는 것이 아니라는 것을 나중에야 알았다. 어디 그뿐인가? 다이어트를 한답시고 갔던 사우나에서 하나둘 먹었던 달걀, 소시지, 식혜 등을 생각하면 실패하고도 남을 일이다.

‖ 살 빼는 약

거듭 다이어트에 실패하면서 점점 쉽고 편하게 살을 빼는 방법은 없을까 고민하게 되었다. 그래서 찾은 것이 비만치료제였다. 힘들게 몸을 움직이고 먹고 싶은 것을 참지 않아도 한 알의 약에 살이 빠진다니 그야말로 마법이었다. 그래서 병원을 찾아가 먼저 식욕억제제를 처방받았다. 약값이 조금 비싸기는 했지만 힘들지 않고 살을 뺀다는 데 이 정도 투자는 아무것도 아니라는 생각이 들었다.

그래서 폭식을 하거나 과식이 우려될 때마다 처방받은 약을 꺼내 미리 먹었다. 실제로 왕성하던 식욕과 엄청난 식사량이 줄어드는 것이 보였다. 또 많이 먹었다 싶은 날이면 지방흡수억제제를 먹어 흡수 열량을 줄이기도 했다. 처음에는 식욕도 떨어지고 다이어트 효과도 있는 듯했다. 이렇게 좋은 방법을 두고 그동안 고생한 것을 생각하니 후회스럽기까지 했다.

그런데 약물을 복용하는 시간이 점점 길어지면서 몸에 이상 증상이 나타나기 시작했다. 약을 먹고 나면 나도 모르게 가슴이 벌렁벌렁! 손이 떨리고 머리가 흔들렸다. 남들은 발견하지 못했겠지만 스스로 내 몸의 변화를 확실히 알 수 있었다.

이게 무슨 일인가 싶어 가슴이 철렁! 그동안 약에 지나치게 의존했다는 생각이 들었다. 쉽고 편리하게 살을 빼려고 시작한 비만치료제는 이렇게 풀어야 할 숙제를 하나 더 남겼다. 그 후로 병원에서 처방받아 산 비만치료제와 입소문을 듣고 산 허가 받지 못한 약물까지 단번에 끊어버렸다. 정신을 차리고 보니 먹고 있던 비만치료제가 한둘이 아녔다. 무엇이 어디에 어떻게 좋은지 정확한 정보도 없이 사용했던 것이 많았다.

얼마나 위험한 다이어트였는지 지금 생각해도 몸을 망치는 지름길을 룰루랄라 가고 있었다. 한마디로 무식해서 용감했다.

‖ 설사제 먹기

다이어트를 한다고 해도 체중이 더 늘어나니 조급한 마음이 들었다. 어떻게 해야 이 불필요한 살들을 떨어낼 수 있을까? 고민하고 또 고민했다. 그때 쉽게 살을 뺄 수 있다는 설사제 일명 똥약에 대해 듣게 되었다. 단 3초 정도 망설이다 설사제에 손을 댔다. 혹시 가족들이 알까 은밀하게 복용을 시도했던 것 같다. 엄마가 아셨다면 난리가 나도 백 번은 날 일이었으니까.

똥약을 먹으면 배설하는 똥의 양이 엄청나서 몸도 가뿐해지고 다이어트 효과도 뛰어나다더니 복용 후 7시간이 지나자 배가 사르르 아프면서 듣던 대로 똥약의 효과를 경험할 수 있었다. 그렇게 처음 몇 번은 아랫배가 쏙 들어가는 듯 보이고 몸이 가벼워지는 기분이었다. 하지만 그것도 일시적인 현상일 뿐 복용 횟수가 늘어날수록 기운이 없고 심한 자괴감에 빠지게 했다.

어라? 이 상태로 설사제를 계속 복용할 수는 없었다. 지나고 보니 설사제가 지방을 줄여주는 것도 아니었고, 그렇게 생각했다면 급한 마음에 그러길 바라는 바람이 컸기 때문일 것이다. 게다가 방송에서는 설사제 등의 약물 복용으로 무리한 살빼기를 하다 부작용을 경험하거나 심히게는 사망하는 사례까지 연일 보도하니 이 또한 악마의 유혹이었음이 증명된 셈이다. 결국 설사제를 먹어 살을 빼려던 시도는 마음에 상처만 남기고 초라하게 막을 내렸다.

‖ 몸에 꽉 끼는 보정 속옷 착용

여름이 다가오면 겁이 덜컥! 두꺼운 옷으로 꼭꼭 가리고 다녔던 울룩불룩 살들을 어찌하나 싶어 또 한 번 좌절 모드에 돌입하게 된다. 하지만 고개를 떨구고 있으면 뭐 하겠는가? 수단을 취해야 할 때다. 그래서 찾은 것이 몸에 꽉 끼는 몸매 보정 속옷이었다. 몸을 꽉 조여주어 보기 싫은 살들도 감춰줄 뿐 아니라 배에 압력을 주어 공복감을 없애준다니 꼭 필요한 다이어트 용품이 분명했다.

처음에는 손바닥만큼 작은 속옷을 보고 얼마나 어이가 없었는지 모른다. 이것을 어찌 입으라는 것인지 믿기지가 않았다. 하지만 어쩌겠는가? 노출의 계절 여름이 코앞인데 힘들더라도 시도해 볼 수밖에. 옷은 입기 어려울 만큼 작았고 꼭 꼈다. 억지로 잡아당겨 입다가는 찢어지고도 남을 일이었다. 뿌지직 실밥 터지는 소리를 들으며 당기고 당겨 보정 속옷을 입고 나니 몸에 땀이 줄줄 흘렀다.

입기만 하면 된다기에 쉬울 줄 알았는데 이 또한 엄청난 에너지를 소비해야만 했다. 배를 너무 압박한 탓인지 먹고 싶은 욕구는 조금 줄었다. 하지만 물이라도 한 모금 먹고 나면 배가 부글거리면서 바늘로 콕콕 찌르듯 아팠다. 이렇게 하루를 버티고 집에 돌아오면 그야말로 녹초가 되었다. 게다가 옷을 벗고 나면 꼭 조여 빨갛게 눌린 불쌍한 피부들이 살았다며 만세를 부르는 것만 같았다. 게다가 근질근질 몸이 가렵기까지 했다.

그렇게 얼마간 더 버텨보았지만 한 시즌을 고스란히 날 수는 없었다. 피부병과 소화불량과 복통 때문에 고가의 다이어트 보정 속옷과도 결국 작별을 고했다. 나중에야 안 사실이지만 압박 붕대나 거들 등으로 몸을 꽉 조이는 것은 몸이 붓는 원인이 되고 혈관을 좁혀 여러 가지 위험한 혈관 질환이 나타날 될 수도 있단다.

‖ 꼬집기, 때리기, 빨래집게 다이어트

특히 축 늘어진 뱃살과 팔뚝 살이 마음에 들지 않았다. 뱃살을 꼭 잡아 이만큼만 없다면 얼마나 좋을까, 팔뚝 살을 꽉 잡아 요만큼만 없으면 얼마나 날씬해 보일까 하며 살빠진 내 모습을 끊임없이 상상했다. 히히, 상상만으로도 기분이 좋아졌다.

그런데 이 뱃살과 팔뚝 살을 어찌 뺄 수 있단 말인가? 방법이 있다고 말하는 이가 있었다. 꼭 꼬집고 짝짝 때리고 빨래집게로 꼭 누르면 된다는 것이다. 그렇게 하기만 하면 불필요한 체지방이 분해된다고 했다.

효과만 있다면 그리 어려운 일이 아니었다. 누구보다 성실하게 꼬집고 때리고 누르기를 쉬지 않고 했다. 눈물이 찔끔 날 만큼 아팠지만 지방이 분해된다는데 그 정도가 대수겠는가? 애써 웃으며 더 세게 압력을 가했다. 아픈 만큼 날씬해지는 것 같아 조금만 짬이 나도 뱃살을 요기조기 꼬집어 댔다. 하지만 살이 빠지는 것은 티도 안 나고 피부만 뻘겋게 일어났다. 더구나 시간이 지날수록 배와 팔뚝에는 여기저기 푸른 멍 자국만 가득히 생겨났다. 그렇게 나는 과학적으로 의학적으로 검증되지 않은 수많은 다이어트 방법들에 지쳐가고 있었다.

‖ 지방분해 침술

한방에서 쓰는 침구요법도 다이어트에 효과가 있다는 정보를 입수했다. 땀 흘리지 않아도 침만 맞으면 살을 뺄 수 있다니 다시 실패한다 해도 크게 잃는 것이 없어 보였다. 어느 부위의 살을 빼고 싶으냐는 관계자의 말에 팔뚝, 배, 허벅지, 엉덩이를 콕콕 찍어 말했다. 잠시 후 내 눈앞에는 80대의 침이 꽂힌 쟁반이 보였다. 그리고 부위별로 20대씩 인정사정 보지 않고 마구 놓아댔다.

아팠다. 눈물이 찔끔 날만큼. 하지만 조금만 참으면 살이 빠진다는데 참을 만한 고통이었다. 관계자의 말대로라면 침을 맞으면 자율신경계를 자극해서 식욕을 억제하므로 다이어트 효과가 분명 있다고 했다. 그 말을 듣고 나서인지 침을 맞고 나면 다이어트를 위해 노력한 나 자신에게 보상을 해줘도 될 것만 같은 관대함이 생겨나 바로 복국 한 그릇을 뚝딱 하곤 했다.

침구요법의 효능은 있었던 것일까? 검증된 바가 있는 걸까? 돌이켜 생각해보면 설사 침구요법의 효능이 있었다 해도 그것에 의존하여 먹는 것을 조절하지 못한 내게 또 한 번의 실패는 당연한 결과였다.

‖ 단식원

단식원! 말 그대로 먹지 않고 굶어서 살을 빼는 곳이었다. '아무리 다이어트의 길이 멀고 험하다지만 살이 되는 재료를 주지 않는데 몸이라고 별수 있겠어? 무조건 굶어보자. 빠지겠지?' 하는 마음으로 친구들과 의기투합해 어렵게 단식원을 찾았다. 나는 방송 일정이 있던 터라 단식원에서 출퇴근을 허용해 주었다.

1주일만 잘 버티면 5~10킬로그램은 쉽게 빠진다고 했다. 과연 1주일을 하루 두 번 나오는 미음만 먹고 버틸 수 있는 것인지 조금은 의문이 들기도 했다. 하지만 그때는 이 방법만이 단기간 살빼기의 최선이라고 생각되었다. 집에서 다이어트를 하다 보면 식구들이 먹는 것을 보고 참는 것도 고역이었고 사람 만날 일도 많다 보니 번번이 실패하기 일쑤였다. 그래서 다이어트를 하기 위한 최적의 환경을 찾아 사람들이 단식원에 들어가는 것이다. 산책, 요가, 건강 강좌 등으로 시간별 프로그램이 잘 짜여 있는데도 배가 고파서 그런지 좀처럼 시간이 잘 가지 않았다. 한 시간이 하루같이 느껴졌다.

한번은 단식원장에게 너무 기운이 없으니 물은 마셔도 되지 않느냐고 물었다. 돌아온 말은 위를 줄이는 단계이니 물로 입만 축이라는 거였다. 머릿속은 온통 먹는 생각뿐! 참고 참고 또 참아보려고 애썼다. 우리는 매일 체중계 위에 올라가 몸무게를 쟀는데 그때 체중이 줄면 자일리톨 껌 두 알과 박수를 보상으로 받았다. 일주일 후 당당하게 체중을 6.5 킬로그램이나 감량하고 단식원을 졸업할 수 있었다.

하지만 그 기쁨도 잠시, 다시 불규칙한 생활 습관과 잘못된 식생활 습관을 고수하며 예전으로 빠르게 돌아왔다. 그리고 뒤를 이어 찾아온 요요와 변비는 감당이 되지 않을 정도로 절망적이었다. 결국 10일 후 7킬로그램 체중 증가!

단식과 같이 단기간에 무리한 살빼기를 감행할 경우, 우리 몸은 오히려 기초대사량을 낮추고 영양분을 저장하기 쉬운 지방으로 바꾸어 축적한다는 것을 그때는 인지하지 못했다. 잘못된 다이어트의 결과는 그 이자를 복리법으로 계산하여 지급한다는 사실을 몸으로 깨닫는 순간이었다. 미처 몰랐던 내 몸의 숨은 비빌돌이 많았던 만큼 다이어트를 하는데도 물만 마셔도 살이 찌는 요요를 피할 수는 없었다.

‖ 지방 흡입

마지막이라고 생각하고 선택했던 다이어트의 끝은 지방흡입이었다. 몸의 구석구석 자리 잡은 군살들을 힘들이지 않고도 보기 좋게 뺄 수 있다니 이만큼 좋은 방법이 없었다. 운동이나 식이요법으로도 해결되지 않는 배, 허벅지, 팔뚝과 같은 특정부위의 지방을 제거해 아름다운 몸매를 만드는 지방 흡입술 수술을 받기까지 이런저런 상담을 받았다. 각종 검사를 한 뒤 수술 날짜가 잡혔다.

막상 수술 당일이 되어 침대에 누우니 한숨이 절로 나왔다. 사람들은 고도 비만도 아닌데 꼭 그렇게까지 해야 하느냐고 말할지 모른다. 하지만 다가오는 여름을 준비하면서 한 번쯤은 해 봐도 좋을 것 같았다. 또 한 번쯤은 가볍게 여름을 나고 싶었다.

마취하고 살을 빼고자 하는 배와 팔뚝의 한 부분을 작게 절개한 후 이곳에 초음파 지방 흡입 튜브를 넣고 지방을 녹여내는 수술이 시작되었다. 그렇게 수술을 마치고는 그날로 집에 올 수 있었다. 하지만 지속해서 치료를 받아야 했고 10일이 지나고 나서야 수술 부위의 실밥을 제거할 수 있었다. 또 수술 후 수술 부위를 축소해 주는 코르셋을 3개월간 입고 다녀야만 했다. 물론 마사지와 보조적인 치료도 꾸준히 받아야 했다.

지금 생각해 보면 수술도 수술이지만 그 꽉 조이는 특수 코르셋을 몇 달간이나 입어야 했던 것이 더 곤욕스러웠던 것 같다. 아무튼 지방 흡입술이라 하여 간단해 보일지 모르지만 마취를 하고 받아야 하는 수술이니만큼 수술을 받는 과정도, 하고 나서 유지하는 과정도 생각보다 만만치는 않았다.

그렇다면 결과는? 참 좋았다. 정말 내가 꿈꾸던 바디라인을 갖게 되었다. 사람들 사이에서도 예뻐졌다는 소리를 많이 들었다. 그러나 지방 흡입술로 지방을 줄였으니 다시 살이 찌지 않을 거라는 착각에 빠지면서 나의 생활 방식이 더 심하게 망가져 갔고 다시 살이 찌기 시작했다. 초기에는 힘겹게 치른 수술이라는 생각에 몸매 관리에 신경을 썼지만 늘 그래 왔듯이 의지박약으로 그동안의 노력과 인내가 수포로 돌아가곤 했다.

수술 후 운동이나 식이요법을 통해 철저한 자기 관리가 이루어지지 않으면 몸속에 남아 있는 지방 세포들이 커져 다시 살이 찌게 된다는 사실을 망각했던 것이다. 마지막이라고 생각했던 지방흡입이 결국은 다이어트의 또 다른 시작을 알리는 경종을 울린 셈이다.

고된 다이어트가 남긴 것들

다이어트에 성공하는 사람들은 고작 5퍼센트라고 한다. 독하고도 독한 외계인들만이 다이어트에 성공하는 것이다. 그 외의 보통 사람들은 나처럼 다이어트를 시도한다. 하지만 번번이 실패하고 각종 상술과 유행을 좇다 더 큰 늪에 빠지기를 반복한다. 방송에서 떠들어대는 좋다 하는 다이어트 방법들! 그것은 과연 올바른 방법이었을까? 아니면 내가 제대로 실행하지 못했기 때문에 실패로 끝난 것일까? 지금에 와서는 이런저런 의문을 쏟아놓게 된다.

막상 그때는 너무 다급하고 답답한 마음에 기본적인 의문조차 품지 못했다. 또 실패 후에도 무엇이 잘못되었는지 반성할 여유조차 없었다. 그러니 다이어트는 내게 아프고 힘든 고통의 시간이었고, 많은 상처를 남기고 간 과거의 흔적이었다. 지방 흡입술로 생긴 5밀리미터의 작은 흉터가 내 몸에 남아 있는 것과 같이 말이다.

그럼 10여 년 동안 실패를 거듭했던 다이어트가 남긴 것은 무엇일까? 누구나 꿈꾸는 S라인 몸매를 대신해 치질, 탈모, 피부 트러블, 어지럼증, 두통, 무기력증, 우울증, 성격 변화, 통장 잔액 제로 등 생각해 보면 한둘이 아니다. 몸도 마음도 지쳤다고 해야 할까? 내가 유머감각 넘치는 개그우먼이었으니 얼마나

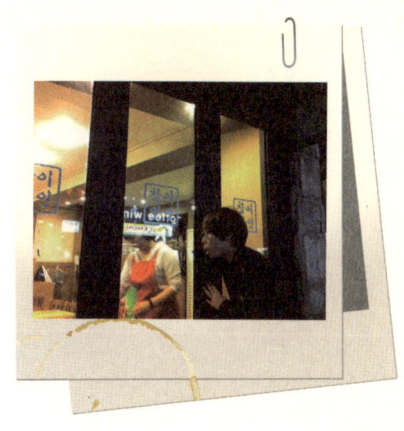

다행인지 모른다. 다이어트가 남긴 것들도 웃으며 회고할 수 있고, 그때그때 쉽게 실패를 박차고 일어날 수 있었으니 말이다.

비만이 마음의 병이 되어 우울증으로 폭식증으로 거식증으로 크게 번지는 웃지 못할 현실! 눈에 보이는 것을 최우선으로 생각하며 사람을 외모로 판단하는 우리 사회가 남긴 당연한 결과일지 모른다. 그런데 그 가운데서 상업적으로 이용당하며 상처받고 건강을 망치는 사람들이 얼마나 많은가?

한때 나도 그랬기 때문인지 남의 일 같지 않을 때가 참 많다. 어쩜 다이어트는 내게 실패만 남긴 것은 아닐지도 모른다. 보이지 않는 마음의 병을 들여다보고 끌어안을 줄 아는 여유를 주었으니 말이다. 어쩜 사람은 성공보다 실패에서 더 많은 것을 배우는 것 같다.

2장

데뷔 10년, 이제는 달라져야 할 때

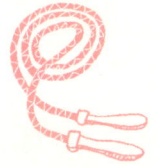

세상이 달라졌어! S라인 몸매가 대세

성형을 안 해도 예쁜데 얼마나 더 예뻐지려는 건지! 바비인형처럼 완벽한 몸매를 가진 배우들도 휴식기를 거쳐 몇 달 후, 방송에 복귀할 때면 예전과 비교해 어딘가 달라져 있다. 사람 욕심 끝이 없다지만 너무 과도하다는 생각부터 든다. 그러는 한편 저렇게 꽃사슴으로 타고난 배우들도 콤플렉스를 극복하고 더 아름다워지려고 노력하는 이때 나는 뭘 하고 있는 건가 싶은 마음이 들기도 했다.

그렇다고 해서 지나친 성형으로 나만의 개성을 잃고 싶은 마음은 조금도 없다. 우스운 말일지 모르지만 양악수술을 하면 거액의 사례금까지 주겠다는 제의에도 단 1초의 망설임 없이 거절했던 나니까. 미의 기준은 누가 정한 것일까? 사람을 볼 때 아름답고 그렇지 않다고 말하는 것은 지극히 주관적인 관점일 것이다. 쌍꺼풀 짙은 서구형 얼굴도 예쁘다. 하지만 쌍꺼풀 없는 가느다란 눈매를 가진 사람이 더 매력적으로 보일 때도 있지 않은가?

아무리 예뻐도 지나친 성형으로 대중화된 얼굴은 때때로 그 어떤 감흥도 주지 못한다. 개성 넘치는 사람의 얼굴은 다르면 다른 데로 나름의 매력을 찾을 수 있는 보물창고와도 같다. 하지만 몸매는 다르다. 몸매가 아름답지 못하면 게으르고 자기 관리 능력이 떨어진다는 비난을 면하기가 어렵다.

워낙 예쁜 체형에 살찌지 않는 축복받은 체질을 가진 사람이라면 별다른 노력 없이도 아름다운 몸매를 유지하며 성공 가도를 달릴 수 있겠지만, 세상에는 그렇지 않은 사람이 더 많다. 나처럼 말이다. 하지만 누구도 개개인의 형편이나 상황을 이해해 주고 애정 어린 시선으로 바라봐 주지는 않는다. 살이 찌면 자기 관리 능력이 떨어지는 경쟁력 없는 인간으로 전락하고 만다. 그래서 꼭 S자 몸매를 만들어 부와 성공을 거머쥐겠다는 큰 야망을 품지 않고서라도 우리의 남다른 가치가 평가절하되는 것을 막기 위해 몸매에 신경을 써야 한다.

실제로도 날씬하고 아름다운 몸매를 소유한 사람들이 회사에 입사할 때 더 좋은 점수를 받고 이성으로부터 더 많은 호감을 얻는 것이 사실이니 말이다. 요즘 우리 사회는 얼굴보다도 몸매를 더 중시하는 것 같다. 그러다 보니 예쁘고 잘빠졌다는 연예인들도 피나는 노력과 절제를 통해 몸매 만들기에 열심이다. 그러니 평범한 우리도 이대로 있을 수는 없는 노릇이다. 한 번뿐인 인생을 노력도 해보지 않고 넋 놓고 앉아 망칠 수는 없지 않은가? 얇게 잘 빠진 S자 몸매가 땀과 노력과 인내로 만들어진다고 하니 해봄직도 하겠다.

너도 했는데 내가 왜 못해!

아름다운 몸매와 더불어 건강하게 살려는 사람들이 참 많다. 한참 외모에 관심이 많은 2,30대 미혼 여성이 아니더라도 아이가 있는 주부나 할머니나 할아버지에 이르기까지 남녀노소 불문하고 날씬한 몸매와 건강을 위해 노력한다. 그래서인지 헬스, 수영, 에어로빅 등을 즐기며 다이어트에 열을 올리는 사람들을 주변에서 적잖게 만날 수 있다. 하물며 환갑이 지난 우리 엄마만 해도 오전 9시면 규칙적으로 피트니스 센터를 찾아 헬스와 에어로빅을 하며 자기 관리에 구슬땀을 흘린다.

또 아름다운 몸매에 관한 관심이 높아지면서 각 방송사에서는 다이어트를 주제로 하여 초고도비만 환자들의 꿈같은 변화를 앞다투어 보여주고 있다. 그렇게 고도비만 환자가 체중 감량을 통해 아름다운 모습으로 대중 앞에 서는 모습은 그 어떤 드라마보다 감동적이다. 그 모습을 지켜보면서 다시 한 번 생각한다. 그 어떤 성형보다도 다이어트를 통해 날씬한 몸매를 갖게 되는 것이 외모를 변화시키는 데 효과가 크다는 것을. 숨겨져 있던 몸의 라인을 찾게 된 사람들은 하나같이 이전의 그 사람이 아니다. 살에 파묻혀 있던 아름다운 이목구비와 바디 라인이 살아나니 이전에는 상상도 못했던 매력적인 모습이 되어 있다. 또 살이 빠지면서 자존감이 높아지니 당당하고 활기차 보인다.

채널을 돌릴 때마다 접하게 되는 드라마틱한 다이어트 성공기! 나는 진심을 담아 박수를 보내며 또 다른 도전을 꿈꾸게 되었다. 모두 피나는 노력을 통해 다이어트를 하고 잃었던 자아를 찾아 성공적인 삶을 살아간다. 나 또한 이대로 있을 수는 없었다. 보통 사람도 노력하면 달라지는데 더구나 나는 연예인이 아닌가?

같은 개그맨 선후배 중에도 다이어트에 성공한 사람이 여럿 있다. 어, 저 선배가 언제 저렇게 다이어트를 했지? 내심 다이어트에 성공하고 달라진 모습을 뽐내는 것이 부럽기도 했다. 또 연예인을 대상으로 '살과의 전쟁'을 선포하며 변화하는 모습을 보여주는 프로그램도 있으니 연예인에게도 다이어트는 일생일대의 큰 숙제임은 분명하다. 그중에서도 나의 눈길을 끈 것은 윤은혜 씨다.

내가 워낙 그녀가 나오는 드라마를 즐겨 보기도 했고 개인적으로 좋아하는 배우이기도 하기에 늘 주목하게 된다. 살이 쪘다기보다는 오동통 귀여운 데뷔 때 모습을 상상하면 지금의 모습과 전혀 어울리지 않는다. 그녀가 가수에서 배우로 활동 영역을 넓히기 위해 어떤 전략들을 세웠을까 추측해 보면 가장 먼저 다이어트가 떠오른다. 이미지 변신과 새로운 도약을 위해 다이어트에도 많은 신경을 쓰지 않았을까? 지금 그녀를 떠올리면 호리호리한 몸매의 개성 있는 여배우의 이미지가 먼저 떠오른다.

그녀는 다이어트의 성공과 더불어 이미지 변신에도 성공한 것이 아닐까? 워낙 예쁜 사람이 예쁜 얼굴과 몸매를 유지하는 것은 크게 감동이랄 것도 없겠지만 다이어트 전후가 확연히 드러나는 배우나 가수들의 모습은 새삼 놀라움을 준다. 그건 아마도 그들의 땀, 노력, 인내의 대가로 얻어진 새로운 도약에 대한 보상이 아닐까? 그렇다면 나도 그 부류에 합류할 수는 없을까? 데뷔 10년 차 개그우먼으로서 한 번은 달라져야 할 때가 내게도 온 것이다.

이렇게 살면 죽어!

바쁜 일정 속에 쫓기듯 살다 보면 스트레스를 많이 받게 된다. 또 끼니를 거르거나 폭식을 하게 되는 경우도 잦다. 유독 스트레스를 많이 받는 날이면 이상하게도 더 많은 음식을 먹게 된다. 의학적으로 스트레스가 과도해지면 우리 몸에서 스트레스 호르몬이 분비되어 결과적으로 식욕이 증가하게 되어 그렇단다. 불규칙한 생활 방식, 잘못된 식생활습관, 절대적인 운동 부족이 내 몸을 더욱 무겁게 만들었다.

어느 순간 정신을 차려보니 걷는 것도 움직이는 것도 자고 일어나는 일조차도 이전보다 가뿐하지 않았다. 체내에 과다한 지방이 축적된 상태를 말하는 비만! 이런 증상이 몸에 살이 찐 것, 비만을 의미한다는 걸 대번에 알 수 있었다. 비만은 우리의 건강뿐 아니라 수명까지도 위협한다는 말이 가슴으로 느껴질 때 고지혈증(혈중에 과다한 지방이 들어 있는 것)이라는 판정을 받았다.

비만은 만병의 근원! 이것이 고지혈증, 고혈압, 당뇨와 같은 성인병을 유발한다고 한다. 게다가 나는 당뇨라는 가족력까지 있는 터라 걱정이 이만저만이 아니었다. 처음에는 별것 아니라고 생각했는데 그리 가볍게 여길 일만도 아니었다. 비만으로 오는 증상을 1~2년 내버려두면 동맥경화증으로 발전할 수 있고 심근경색 등에 의한 과로사나 돌연사가 생길 수 있다고 하니 가슴이 철렁! 게다가 무리한 다이어트의 반복과 실패로 몸에 무리가 간 탓인지 자궁근종 판정까지 더해져 이렇게 살다가는 죽을 수도 있겠다는 생각이 들었다. 다이어트는 아름다움뿐 아니라 건강을 위해서도 더는 피할 수도, 미룰 수도 없는 선택이었다.

그래 결심했어! 달라진 내 모습 상상하기

"이느무 지지배야, 우찌 되었든 간에 사람의 새끼로 태어났으면 짝짓기는 한번 해 봐야 될 것 아니여~!"

인기리에 방영 중이던 드라마에서 극 중 강부자 선생님께서 노처녀 딸에게 한 말이다. 그러게나 말이다. 세상에 반이 남자, 여자인 것은 서로 짝을 이루어 완벽한 하나가 되라는 크나큰 자연의 이치가 담겨 있는 것이리라. 그런데 개그우먼이란 타이틀을 얻으면서 정말 연애하고는 담을 쌓고 살아왔다. 뭐 그다지 호감이 가는 상대를 만나지 못한 것도 있고, 내게 호감을 보인 상대도 없었던 탓일 것이다.

그저 마음에 맞는 선배들과 어울리기에 바빴고 함께 놀면 즐거웠기에 솔로 탈출에 대해 고민해본 적이 별로 없었다. 하지만 언제부터인지 팔짱 끼고 다니는 연인들의 모습이 보기 좋고 품절남, 품절녀가 된 친구들이 인생을 앞서 달리고 있는 건 아닌가 하는 생각이 스치곤 했다. 그렇다면 어떻게 하면 솔로 탈출에 성공할 수 있을까? 가장 어렵고도 쉬운 방법은 다이어트라는 결론을 내렸다.

남자든 여자든 푹 퍼진 몸매에 축 늘어진 뱃살을 가진 상대에게 호감을 표할 확률은 극히 낮을 것이다. 사람마다 취향이 다르니 아주 없다고는 못하겠지만. 호리호리한 S라인 몸매에 탄탄한 복근을 소유한 여성이라면 어떤 옷을 입어도 그럴듯하게 어울릴 것이고 의욕적으로 보일 것이 자명한 사실이다. 남성들의 호감을 사기에 좀 더 쉽지 않겠는가? 이처럼 어린아이도 다 아는 불편한 진실을 간과하고 몸과 마음을 움츠린 채 다니니 어찌 솔로에서 탈출할 수 있었겠는가?

누구나 꿈꾸는 로맨틱한 데이트 기회도 쉽게 얻어지는 것이 아니었나 보다. 무슨 일이든 노력과 인내의 값을 치를 때 값진 결과로 돌아오는 것이리라. 억수로 운이 좋은 사람이 아니라면 말이다. 그럼 되든, 안 되든 내게 주어진 시간을 더 치열하게 살아볼 가치가 있지 않을까?

명품 옷을 걸치지 않아도 청바지에 흰 티만으로도 빛나는 나!
풀 메이크업을 하지 않고도 어느 자리에서나 주목받는 나!
과도하게 과장하지 않고도 사람들을 유쾌하게 만드는 나!
얼굴 미인은 아니지만 몸매 미인이라는 소리를 듣는 나!
사람들에게 웃음을 줄 수 있는 몸과 마음이 건강한 나!
칠전팔기 다이어트에 성공하고 건강 전도사로 우뚝 선 나!

나를 돌아보면 마음에 들지 않는 것이 참 많다. 하지만 마음에 드는 구석도 그만큼 많다. 내가 나를 사랑하고 아끼지 않으면 그 누구도 나를 나만큼 위해 줄 수 없다는 걸 요즘 새삼 느낀다. 그렇다면 사랑하는 나 자신을 위해 할 수 있는 일은 무엇일까? 나를 사랑하고 존중하고 아끼고 바로 설 수 있게 돕는 일이다. 그래서 살을 빼야 하고 건강을 찾아야 한다. 상상만으로도 입가에 웃음이 번지는 나를 떠올려 본다.

과연 가능할까? 가능했으면 좋겠다. 우선 살부터 빼고 보자. 그것이 발전기가 되어 잠든 나를 깨우는 원동력이 될 것이다. 쉽지 않은 일이라는 것은 너무도 잘 안다. 하지만 세상에 쉬운 일은 단 하나도 없다. 그럼 또 해 보자. 내가 사랑하는 나를 위해 한 번 더 노력해 보자. 그동안 충분히 무지했고 의지가 약해 실패했던 다이어트! 내 몸을 혹사하지 말고 살리면서 하는 방법을 찾아보자. 그리고 힘차게 시작해 보자. 내가 꿈꾸는 나와 대면하는 그날이 올 때까지.

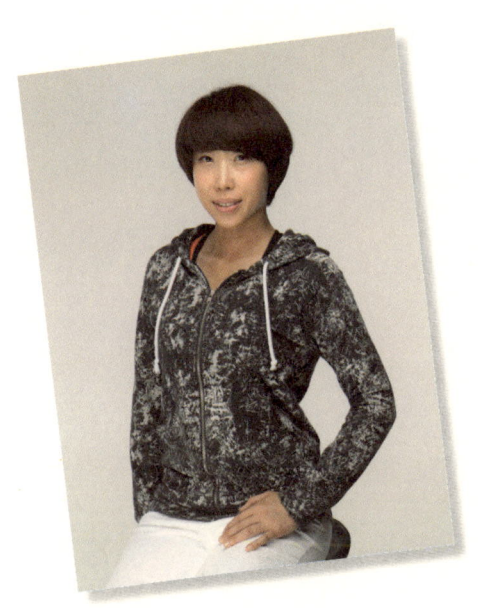

3장

어떻게 시작하지?

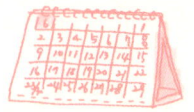

어라? 나도 몰랐던 나!

잘못된 생활 습관과 식사 습관의 문제점 찾기

그동안 다이어트에 쏟아 부은 돈, 시간, 에너지가 얼만데? 왜 늘 실패하고 더 뚱뚱해지거나 절망적인 상황에 빠졌던 걸까? 그러고 보면 한 번도 나의 문제점을 찬찬히 반추에 보거나 잘못된 점을 고치려고 노력한 적이 없다. 그저 유행하는 다이어트 방법들을 쫓아 안개 자욱한 곳에 흐릿하게 보이는 목적지를 찾아 쉼 없이 달렸을 뿐이다. 앞으로 나가기도 버거운데 뒤를 돌아볼 여유는 조금도 없었다.

지금에 와서 생각해 보면 가장 큰 문제점은 거기에 있었다. 어떤 일이 발생할 때는 그에 합당한 이유가 다 있는 법이다. 건강과 다이어트를 위해 그 많은 대가를 치렀는데도 결과가 좋지 않았다면 그만한 이유가 분명히 있을 것이다. 그것을 찾아 개선해 나가는 것이 어쩜 더 급한 일이었을지 모른다. 그래서 마음을 다잡고 내가 모르고 지나쳤던 나를 들여다보는 시간을 가져야 했다.

나의 일과를 메모지에 시간별로 꼼꼼히 적어보았다. 아침에 일어나서 잠들기까지. 무엇을 먹고, 무엇을 입고, 누구를 만나고, 무엇을 하는지 그대로 적어 내려갔다. 그렇게 일주일을 보내고 메모지를 들여다보니 문제가 무엇인지 확연히 드러났다. 그리고 그동안 내가 왜 다이어트에 실패하고 건강까지 위협받을 정도가 되었는지 단번에 알 수 있었다.

나를 알고 적을 알면 백전백승, 나를 모르고 적만 알면 승패는 언제나 반반이라 하지 않았던가? 나를 잘 모른 채 세상에 널려 있는 상업적 다이어트에 휩쓸려 그만 자신을 망치고 있던 것이다. 다이어트 실패의 원인을 찾고 보니 마음이 한결 가벼워졌다. 잘못된 것을 알았으면 고치면 되지 않겠는가?

‖ 나를 알고 적을 알면 백전백승
나도 모르고 있던 내 안의 불편한 진실들! 그것을 고쳐야 내가 산다!

이렇게 생활했다!
아침에 엄마의 잔소리를 들으며 일어났고 무거운 눈꺼풀을 가까스로 뜨고 하루를 시작했다. 매일 밤 대부분 1시, 2시를 훌쩍 넘겨야 잠을 자니 당연한 결과이다. 주로 밤늦게까지 사람들을 만날 때가 잦았다. 그러다 보니 야식을 빈번히 즐겼다. 그나마 다행인 것은 술을 마시지 못한다는 것이다. 이런 상황에서 술까지 마셨다면 정말 가관이었을 것이다.

또 경제활동을 시작하면서 가장 먼저 장만한 차! 차가 생기면서 나의 운동량은 극도로 줄어들었다. 3분이면 걸어갈 수 있는 거리도 늘 자동차를 이용하다 보니 대중교통을 이용하던 때보다 걷는 시간이 훨씬 줄었다. 게다가 살이 찌면서 단순한 집안일을 하는 것도 더 귀찮게 여겨졌고, 조금만 힘에 부치는 일이 있어도 쉽게 포기해 버렸다. 의지 또한 더 약해졌다.

이렇게 운동했다!

움직이는 것 자체가 귀찮고 싫었다. 다이어트 식품은 꼭꼭 챙겨 먹으면서도 정작 운동은 하기 싫었다. 어쩌다 폭식이나 야식으로 생활 방식이 심하게 무너진 날이면 러닝머신을 이용해 걷거나 달리기를 30분쯤 하는 정도였다. 이렇게 운동이라 하면 유산소 운동을 가장 먼저 떠올렸다. 또 운전이나 회의 등으로 의자에 앉아 있는 시간이 대부분이었다. 근력 운동은 거의 하지 않았다.

이렇게 먹었다!

일단 아침을 제대로 챙겨 먹지 못했다. 늦은 밤까지 야식을 먹으며 사람을 만날 때가 잦다 보니 아침에 일어나면 속이 더부룩하고 입맛이 없었다. 그러니 아침을 먹는다는 것은 무리였다. 점심시간도 일정에 따라 불규칙했다. 패스트푸드나 인스턴트 식품으로 간단히 때우는 경우가 잦았다. 그러면서 수시로 빵, 과자, 음료수 등을 먹었다.

차 안에는 손만 뻗으면 닿을 곳에 군것질거리가 널려 있었다. 시간에 쫓기다 보니 음식은 늘 빨리 먹는 편이었고 습관화되어 있었다. 또 물을 대신해 주스나 탄산음료를 자주 먹었다. 밥을 제때 챙겨 먹지 못하게 되면서 튀긴 음식이나 떡볶이처럼 맵고 짠 음식으로 끼니를 때우다 보니 음료 또한 좀 더 자극적인 것을 찾게 되었던 것이다. 밥을 대신해 떡, 빵, 과자, 떡볶이, 튀김 등을 자주 먹었지만 아무리 군것질을 많이 해도 늘

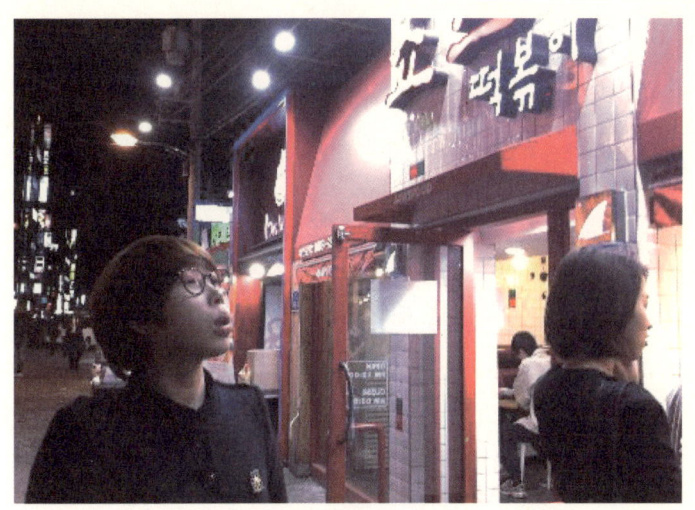

누가 뭐라고 해도 굴하지 않고 떡볶이를 즐기던 나! 떡볶이 사랑 럽럽럽!
떡볶이는 고열량 고탄수화물 식품으로 8개만 먹어도 400칼로리를 섭취하는 셈이란다.
또 탄수화물중독증의 원인이 될 수 도 있다니 다이어트에는 좋지 않은 식품이다.

밥을 먹지 않았다는 생각에 '배고프다'는 착각에 빠져 있었다.

이렇게 살이 찌는 이유는 다른 데 있지 않았다. 잘못된 습관들이 나를 살찌게 하고 건강을 망치게 하는 가장 큰 원인이었다. 나의 생활은 다이어트에 좋지 않다는 것을 한곳에 모아놓은 저질 종합선물세트와도 같았다. 하지만 늦은 것은 아니었다. 살을 빼고 건강하게 살고 싶다면 자신을 돌아보고 잘못된 것을 고치면 된다. 더 나아가 나에게 딱 맞는 다이어트 방법을 찾아 천천히 꾸준히 하면 된다.

나의 잘못된 생활, 운동, 식사 습관을 검사하고 들여다보면 비만 정도를 알 수 있다. 다이어트에 들어가기에 앞서 각 질문에 대해 그렇다고 답한 항목이 몇 개인지 체크해 보자.

잘못된 생활 습관 체크하기

☐ 야외 활동을 즐기기보다 집에 있는 것이 좋다.

☐ 밤늦게까지 친구들과 어울릴 때가 잦다.

☐ 밤에 자려고 누우면 잠이 잘 안 온다.

☐ 저녁 10시에서 새벽 2시 사이에 잠을 자는 경우가 드물다.

☐ 누가 깨우지 않으면 아침에 일어나기가 어렵다.

☐ 주로 몸에 헐렁하고 편한 옷을 즐겨 입는다.

☐ 스트레스를 받는 일이 있으면 먹는 것으로 푼다.

☐ 체중계에 오르기가 두려워 체중을 자주 검사하지 않는다.

☐ 담배를 끊고 술을 줄이기가 어렵다.

☐ 무의식적으로 TV 시청을 할 때가 잦다.

잘못된 운동 습관 체크하기

☐ 운동에 소질이 없고 좋아하지 않는다.

☐ 땀 흘려 운동하느니 앉아서 수다 떨기가 더 좋다.

☐ 3층 이하의 층수도 걷기보다는 엘리베이터를 이용해 오르내린다.

☐ 걷는 것이 귀찮아 가까운 거리도 차를 타고 다닌다.

☐ 청소나 손빨래와 같은 간단한 집안일도 하기 귀찮다.

☐ 일 년에 한 번도 산에 오르지 않는다.

☐ 헬스, 요가, 수영 등을 시작하고는 쉽게 포기한다.

☐ 달리기나 걷기와 같은 유산소 운동에 집착한다.

☐ 친구들과 함께 걸으면 뒤처질 때가 종종 있다.

☐ 조금만 부지런히 움직여도 숨이 차고 힘들다.

잘못된 식사 습관 체크하기

☐ 아침 식사를 준비하고 먹기가 귀찮아 자주 굶는다.

☐ 한번에 많은 양의 음식을 먹는다.

☐ 밤 10시 이후에 음식을 먹는 경우가 종종 있다.

☐ 일주일에 한 번은 햄버거나 피자와 같은 패스트푸드로
점심을 먹는다.

☐ 라면이나 삼각김밥과 같은 인스턴트 식품을 자주 먹는다.

☐ 찌거나 구운 음식보다 기름에 튀긴 음식이 좋다.

☐ 음식을 먹을 때 다른 사람보다 빨리 먹는 편이다.

☐ 손 가까운 곳에 과자나 음료수가 늘 준비되어 있다.

☐ 물을 적게 마시고 탄산음료를 마실 때가 잦다.

☐ 빵이나 케이크와 같은 단 음식을 좋아하고 즐겨 먹는다.

☐ 그렇다고 답한 항목이 15개 이상인 경우

이대로 살면 몸뿐만 아니라 마음도 점점 병들어 간다. 살찐 몸 때문에
자신감을 상실하게 되고 대인관계도 점점 어려워질 수 있다. 그럼 달라
져야 한다. 오늘 잘못된 것을 알았다면 내일은 돌아서서 고치면 된다.
서두르지 말고 잘못된 생활 습관부터 하나하나 고쳐 나가자. 매력적
인 몸매! 나라고 못 가지라는 법은 없다. 아름답다는 여배우들도 몸매
관리에는 혹독하단다. 잊지 말자. 노력 외에는 방법이 없다.

☐ 그렇다고 답한 항목이 5~10개인 경우

성공을 부르는 멋진 몸매를 상상하며 조금 더 힘을 내 보자. 조금만 더
노력하면 같은 옷을 입어도 더 멋있게 보일 수 있고 맘에 드는 이성을

만나 사랑을 이룰 확률도 높아진다. 긍정적인 생각으로 기분 좋은 출발을 시작해봄 직하다. 그러기 위해서는 잘못된 것은 반드시 고쳐야 한다는 것 잊지 말자

□ 그렇다고 답한 항목이 5개 이하인 경우

성공의 밑거름이 되는 멋진 몸매 만들기에 성큼 다가서 있다. 현재에 만족하지 말고 최대한 아름답고 건강한 몸을 만들기 위해 힘쓰자. 작은 것 하나까지 고치려고 노력하는 과정을 통해 당신은 더욱더 빛날 것이다. 더불어 모두에게 인정받는 진정한 몸짱으로 거듭날 수 있다.

SOS 나 좀 도와줘!

트레이너와의 만남, 비만도 측정

소문난 잔치에 먹을 것 없다는 속담이 있다. 떠들썩한 소문이나 큰 기대에 비하여 실속이 없거나 소문이 실제와 다른 경우를 비유적으로 이르는 말이다. 내가 지금까지 경험했던 다이어트 방법들은 하나같이 세상 사람들의 주목을 받으며 효과가 좋다는 평가를 받은 것들이었다.

그런데 왜 나는 한 번도 다이어트에 성공해 본 경험이 없는 걸까? 그 방법들이 나빴거나 거짓이라고 말하는 것이 아니다. 정말 중요한 것을 숙지하지 못하고 겉핥기로 유행을 좇아 했기 때문일 것이다. 나는 나의 무지함을 인정했고 더는 소문난 잔치에 구경꾼이 되기를 원하지 않았다. 그렇다면 믿을 만한 전문가를 찾아 도움을 받는 것이 내가 선택할 수 있는 가장 좋은 방법이었다.

같은 실수를 두 번 다시 반복하지 않기 위해 피트니스 전문가로 활동하는 개인 트레이너를 찾았고 가장 먼저 나의 몸 상태가 어떤지, 비만하다면 어느 정도인지 정확한 수치로 확인할 수 있었다. 일반적으로 병원이나 헬스클럽에는 체성분 분석기를 갖추고 있어 누구나 손쉽게 알아볼 수 있다. 이를 시작으로 멋진 S라인 몸매를 갖고 싶다는 막연한 바람을 버리고 실현 가능한 목표를 세워 이에 적합한 구체적인 방법을 찾을 수 있었다.

‖ 체질량 지수 구하기

체성분 분석기를 이용할 수 없다고 모호한 목표를 가지고 다이어트에 돌입하는 것은 좋지 않다. 시작이 반이라는 말이 있듯이 시작부터 정확히 하는 것이 좋다. 이때 스스로 체크해 볼 수 있는 공식을 활용하고 내 몸 상태를 정확히 알아 다이어트의 목표와 방향을 정하도록 하자. 비만은 체내에 과다한 지방이 축적된 것을 말하는 것으로 체질량 지수는 우리 몸의 체지방률을 따져 비만도를 측정해 보는 것이다. 구하는 공식은 체중(kg)을 신장(m)의 제곱으로 나눈 값이다.

체질량 지수(BMI)＝체중(kg)÷키의 제곱(m^2)

체질량 지수로 알아보는 비만도

체질량 지수	분류
18.5 이하	저체중
18.5~22.9	정상
23~24.9	과체중(위험)
25~29.9	경도 비만
30~39.9	중등도 비만
40 이상	고도비만

예를 들어 키가 168센티미터이고 몸무게가 60킬로그램이라면 60÷1.68²로 계산하여 체질량 지수는 약 21.25가 된다.

보통 체질량 지수가 25 이상이면 비만 치료를 시작하는데 생각했던 것보다 자신의 체질량 지수가 낮게 느껴지는 사람도 있을 것이다. 몸짱 열풍 속에 과도하게 마른 몸매의 가수나 배우가 넘쳐나는 시대를 살고 있으니 지극히 정상 체중임에도 자신이 비만이라고 착각하는 사람이 많은 것이다. 그러니 먼저 정확히 비만도를 측정하고 비만으로 오는 내 몸의 변화나 특이한 사항을 따져 보아야 한다. 아무튼 우리는 정확히 우리 몸의 상태를 파악하고 다이어트에 들어가야 함이 맞다.

나는 키 164센티미터에 몸무게 63킬로미터로 체질량 지수는 63÷1.64²로 계산하여 약 23.42가 되었다. 이는 과체중(위험 수준)에 해당한다. 내가 고도 비만은 아니더라도 중등도 비만 정도는 될 거로 생각하며 막연한 불안감에 휩싸여 있었다. 그런데 다행히도 그 정도는 아니라니 조금은 가벼운 마음으로 다이어트에 돌입할 수 있었다. 하지만 정확한 체질량 지수를 알고 나서 크게 깨달은 점이 있다.

첫째, 우리 사회가 외모지상주의로 치달으며 멀쩡한 사람들을 다이어트 과열 속에 몰아넣고 있다는 것이다. 어쩜 나의 경우와 유사하게 본인이 지극히 정상 체중임에도 과체중이나 비만이라고 느끼는 사람들이 셀 수 없이 많을 것이다. 매스컴을 통해 상시 보는 사람들이 비정상적으로 마른 사람들이다 보니 상대적으로 본인은 뚱뚱하고 예쁘지 않다고 느끼는 것이다. 그래서 자신의 현재 상태를 파악하기도 전에 살을 빼야 한다는 성급한 마음을 먹게 되고 무리한 다이어트를 시작하는 것이다.

기억하지. 텔레비전을 통해 만나는 모델, 배우, 탤런트, 가수는 특별한

직업을 가진 사람들이다. 자신의 몸이 곧 상품인 것이다. 그러니 화면에 더 예쁘게 보이기 위해서 과장될 수밖에 없다. 그것은 누구보다도 내가 잘 안다. 나는 수시로 그런 사람들을 만난다. 나 또한 상대적 열등감을 느낄 때가 있다. 하지만 그들을 따라가지 말자.

둘째, 정상 범위에서 크게 벗어나지 않더라도 우리 몸은 민감하게 그것을 감지하고 이상 신호를 보낸다는 것이다. 정말 영리한 몸이다. 몸무게가 정상 체중에서 1~2킬로그램만 늘어도 몸이 무겁고 피로를 느끼게 된다. 또 과체중이나 비만은 고지혈증, 지방간, 고혈압, 당뇨병과 같은 질병에 더욱 쉽게 영향을 받게 된다. 사실 스스로 감지한 몸의 이상 증상만으로도 나의 비만 정도가 심각한 수준일 거라고 생각했다. 그만큼 우리 몸은 체중 증가에 민감하며 이상 증상을 동반한다. 그래서 미적 아름다움을 위해서 뿐 아니라 건강을 위해서 다이어트는 꼭 필요하다.

‖ 표중체중 구하기

그럼 나에게 이상적인 체중은? 얼마나 살을 빼야 내 몸에 무리가 가지 않는 걸까? 무리한 다이어트가 우리 몸에 치명적인 부작용을 남길 수 있다는 것은 너무도 잘 아는 사실이다. 그럼 얼마나 살을 빼는 것이 이상적일까? 나는 늘 48킬로그램의 군살 없는 몸매를 가진 내 모습을 꿈꾸곤 했다. 48이란 숫자는 언제나 나의 꿈이고 바람이었다. 그럼 과연 48킬로그램까지 살을 뺄 수 있는 걸까? 내가 원하는 체중이 내 몸에도 알맞은 걸까?

보통 다이어트를 할 때는 표준 체중을 구하고 그 표준 체중에서 2~4킬로그램 정도를 감량하는 것이 현실적인 목표 지점이라고 한다. 그렇다고 1~2주 안에 4킬로그램 이상 살을 빼는 것은 몸에 무리를 줄 수 있으니 일정 기간을 두고 다이어트를 하는 것이 바람직하다. 욕심이 앞서 2~3개월 안에 10킬로그램 이상 살을 빼겠다는 것은 아주 무모한 일임을 명심해야 한다.

표준 체중(kg) = (키−100)×0.9

나는 키 164센티미터로 표준 체중은 (164−100)×0.9로 계산하여 57.6킬로그램이다. 그러므로 표준 체중에 따라 다이어트의 최초 목표지점은 현재 체중인 63킬로그램에서 4킬로그램을 뺀 59킬로그램으로 정하는 것이 실현 가능한 목표 지점이었다. 나의 희망 체중인 48킬로그램과는 그 차이가 꽤 큰 편이다. 그건 나뿐만 아니라 현대를 사는 여성이라면 모두가 비슷할 것이다.

하지만 그토록 바라던 희망 체중에 도달하는 것보다 더 중요한 것은 내 몸의 건강임을 잊어서는 안 된다. 또 단기간에 희망 체중에 도달하겠다는 무리한 계획을 세워 요요의 함정에 빠지기보다는 몸에 무리가 가지 않는 한도 내에서 순차적인 체중 감량에 들어가는 것이 옳을 것이다.

또 하나 알아둘 것은 표준체중을 기준으로 체중을 유지할 때 킬로그램당 30칼로리 다이어트를 할 때 킬로그램당 25칼로리를 섭취하는 것이 보통이라고 한다. 하지만 이 또한 절대적인 것은 아니며 각 사람의 활동량이 많고 적음에 따라 다소 차이를 보일 수 있다. 이 몇 가지를 기억하여 과욕을 버리고 체계적인 다이어트 계획을 세우는 것이 기본이다.

이론은 간단해!

비만은 일반적으로 살이 쪄서 몸이 뚱뚱한 상태다. 더 정확히 말하면 체내에 지방이 너무 과다하게 축적된 상태를 말한다. 우리는 음식을 먹어서 우리 몸에 필요한 에너지를 만들어내고 생명을 유지하며 살아간다. 그런데 필요 이상의 음식을 과다 섭취하였거나 음식으로 섭취한 에너지에 비해 실질적으로 소비한 에너지가 현저히 적을 때 몸에는 아직 소비하지 못한 에너지가 남아 있게 된다. 그런데 이렇게 소비되고 남은 에너지는 우리 몸에 지방으로 저장된다. 결국 비만은 저장된 지방이 과다하게 축적되어 나타나는 증상이다.

비만일 때 나타나는 내 몸의 변화는 여러 가지가 있다. 우리는 체질량지수와 같이 정확한 수치로 보이는 비만도뿐 아니라 몸에 나타나는 변화를 통해서도 자신의 비만 여부와 그 정도를 쉽게 알아챌 수 있다. 비만은 단지 우리의 외모와 체형에만 변화를 주는 것으로 끝나지 않는다. 우리 몸에 불편을 주며 일상생활을 유지하기조차 어렵게 만든다.

- 조금만 움직여도 숨이 차고 가슴이 두근거린다.
- 자꾸 눕게 되고 생활 전반이 무기력하다.
- 주로 앉아서 생활하게 된다. 행동이 느려지고 몸을 움직이기 귀찮다.
- 자주 배가 고프며 많이 먹어도 배가 고프다.
- 두통으로 어지럽고 머리가 자주 아프다.
- 허리를 굽히는 것조차 힘들고 종종 허리와 다리가 아프다.
- 생리 양이 줄어들고 주기가 불규칙하다.

비만은 이 때문에 고혈압, 고지혈증, 지방간, 담석증, 관절염 등의 다양한 합병증이 유발할 수 있다. 또 자궁암, 유방암, 결장암, 신장암 등의 암 발병률에도 밀접한 관련을 맺고 있다고 하니 반드시 해결해야 할 질병임이 분명하다.

그럼 비만을 유발하는 요인은 무엇일까? 비만이 발생하는 원인은 여러 가지를 들어 설명할 수 있다고 한다. 그중에서도 유전, 잘못된 식생활습관, 운동 부족은 비만을 유발하는 대표적인 원인으로 꼽힌다.

첫째, 유전은 환경적인 영향을 완전히 무시하고 논할 수는 없다. 하지만 비만이 발생하는 데 매우 큰 영향을 미친다. 부모가 모두 비만일 경우 자녀가 비만이 될 확률이 무려 50퍼센트 이상이고 부모 중 한쪽이 비만일 경우 자녀가 비만이 될 확률이 25퍼센트가량이나 된다고 한다.

둘째, 잘못된 식생활습관이다. 나의 경우와 같이 과식, 폭식, 야식, 고열량의 간식, 불규칙한 식사 시간 등의 잘못된 식생활습관은 우리 몸에 소비되지 못하고 남아 있는 에너지의 양을 증가시켜 결국은 지방으로 축적되게 한다. 어쩜 우리가 비만의 원인으로 가장 먼저 잘못된 식생활습관을 떠올리는 것은 당연한 결과이다.

셋째, 운동 부족은 기초대사량(뇌와 심장 등 생명 활동을 유지하는 데 필요한 최소한의 에너지양)을 감소시켜 에너지로 변화되는 지방의 양을 저하한다. 또 인슐린 분비를 증가시켜 혈당을 급격히 낮춤으로 폭식을 유발하고, 체지방 합성을 촉진하는 결과를 낳게 된다. 결국 에너지 소비 측면에서 볼 때 운동 부족은 비만 발생의 중요한 원인이 되는 것이다.

그렇다면 남부럽지 않게 호리호리한 S라인 몸매를 만들려면 어떻게 해야 할까? 어쩜 이론은 너무나도 간단할지 모른다. 비만을 예방하고 건강을 유지하기 위해서는 우리 몸의 핵심이 되는 영양소(탄수화물, 지방, 단백질)의 불균형을 바로잡는 것이 중요하다. 넘치지도 모자라지도 않게 음식을 섭취하되 섭취한 열량이 활동량을 넘어서는 안 된다. 다시 말하면 균형 잡힌 식사를 하고 최대한 많이 움직이면 다이어트에 효과를 볼 수 있다는 것이다. 덜 먹고 많이 움직여서 우리 몸의 불필요한 체지방을 줄이는 것! 성공하기까지 좌절하거나 포기하지 않고 이 간단한 이론을 꾸준히 지키기만 한다면 누구나 다이어트에 성공할 수 있다.

그럼 무엇부터 어떻게 바꾸어야 할까? 나의 경험에서 비추어보면 다이어트를 하겠다고 한다면 첫째, 생활 습관 바꾸기가 선행되어야 할 것이다. 앞에서 검사했을 때도 나타났듯이 잘못된 생활 습관을 바꾸지 않는다면 그 어떤 다이어트 방법도 지지부진을 면하기 어렵다. 모두가 열망하는 몸짱 대열에 합류하기 위해서는 버리고 고쳐야 할 것이 많고도 많다.

둘째, 잘못된 식사 습관을 바꾸는 것이다. 다이어트를 한다고 하면 가장 먼저 떠오르는 말이 식이 요법이다. 즉 먹는 양을 줄여서 체중을 줄이는 방법을 말한다. 먹는 양을 줄이면 당연히 살이 빠지게 마련이다.

그러나 지나치게 먹지 않고 살을 뺄 때는 단기간의 효과는 좋을지 모르나 정상대로 일반식 세 끼만 먹어도 쉽게 다시 살이 찌는 요요 현상을 경험하게 된다. 그뿐 아니라 지나친 절식과 금식은 건강에 치명적인 악영향을 미칠 수 있다. 식사량을 줄이고 지방이 적은 음식을 선택해 먹는 것이 바람직하다.

자, 그럼 무엇부터 바로 잡아야 할까? 일단 규칙적으로 정해진 양의 식사를 하는 것이 중요하다. 어떤 이유에서든 아침이나 점심을 거르게 되면 그 이후에 과식이나 폭식으로 이어졌던 경험을 잊지 말자. 불규칙한 식사 시간과 식사량은 우리 몸이 필요할 때 충분한 영양소를 얻을 수 없다는 판단을 하게 한다. 그러니 몸 안에 들어오는 영양분을 어떻게든 자꾸 지방으로 저장하려 한다. 그 때문에 살은 점점 더 찌게 된다. 또 서양식보다 한식 위주로 식사하는 것이 좋다. 맵고 짜고 달고 기름진 음식은 먹으면 먹을수록 더 많이 먹게 된다. 그 대표적인 음식들이 패스트푸드, 인스턴트 식품, 빵이나 과자와 같은 밀가루 음식 등이다. 하나같이 열량이 높고 우리 몸에 불필요한 지방을 축적하는 식품들이다.

처음에는 입에 맞지 않을지 모르지만 되도록 신선한 채식 위주의 한식으로 바꾸어 먹도록 하자. 또 급하게 빨리 먹으면 과식하기 쉬우니 음식을 먹을 때는 될 수 있는 대로 천천히 오래 씹어 먹는 습관을 들이자. 우리가 음식을 먹을 때 포만감을 느끼려면 적어도 식사를 시작한 후 20분이 지나야 한단다. 마지막으로 다이어트를 할 때 잘 생길 수 있는 변비를 예방하기 위해서는 제철 과일이나 채소는 신경 써서 챙겨 먹는 것도 명심!

셋째, 운동을 생활화하는 것이다. 단기간에 살을 빼고 싶은 욕심에 지나치게 강도 높은 운동을 감행하는 것은 바람직하지 않다. 숨이 차고 땀이 나는 정도의 운동을 지속해서 할 때 체지방을 에너지로 더 많이 이용하게 된단다. 다이어트는 하루 이틀에 끝날 일이 아니다. 독이 되는 과욕을 버리고 몸에 무리가 가지 않는 범위 안에서 운동 시간과 강도를 조절하고 점진적으로 늘리는 것이 좋다.

또 우리 여자는 남자보다 더 많이 운동을 해도 체지방이 더 적게 감소한다고 한다. 다이어트 효과가 더디게 나타날 수 있다는 말이다. 조급한 마음에 쉽게 절망하는 오류를 범하지 말자. 바보같이 참고 견디는 사람이 원하는 몸매를 얻을 수 있다.

그동안 어떻게 하면 살이 빠질까 고민하며 유행하는 별별 다이어트란 다이어트는 다 따라 해보았다. 결과는 아시다시피 모두 실패! 그건 단기간에 손쉽게 살을 빼고자 하는 마음이 강한 만큼 너무나도 중요한 다이어트의 기본 원칙을 무시했기 때문이다. 누구도 내가 앞에서 꼭꼭 짚어 말한 원칙을 모르는 사람은 없다. 다만 이보다 더 쉬운 다이어트 방법을 찾아 돌고 돌다 나처럼 제자리로 돌아오게 된다.

그런데 그 어떤 것도 원칙을 무시하고 이루어지는 것은 없다. 그 원칙이라는 것은 하루 이틀 시간이 흐르고 무르익었을 때 빛을 발한다. 조금 더디 가는 것 같고 답답하게 느껴질지 모른다. 하지만 원칙에 따라 다이어트를 시작해 보자. 꼭 좋은 결과가 있을 것이다. 물론 여기서도 많은 시행착오가 따르기는 하겠지만 말이다.

건강하게 살을 빼기 위해 무엇을 먹고 어떻게 운동해야 하는지 정확히 알아야 한다. 세상에 넘쳐나는 다이어트 정보들을 맹목적으로 따라 하다 보면 실패하기 쉽기 때문이다. 그동안 잘못된 정보를 가지고 시작했던 다이어트가 얼마나 많은 문제를 낳고 수많은 다이어터들의 몸과 마음을 병들게 했는가? 그것을 기억하고 다이어트에 들어가기 전에 꼭 알아야 할 정확한 정보를 찾아 공부하자. 그래야 그에 맞는 올바른 계획이 나오고 체계적으로 실행에 옮길 수 있다.

4장

시작이 반! 준비부터 꼼꼼히!

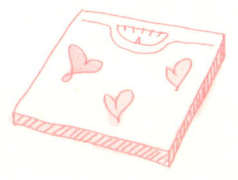

내 몸은 쓰레기통이 아니야!

내가 무심코 먹어왔던 수많은 음식을 떠올려 보면 한숨이 절로 나온다. 순간의 즐거움을 쫓아 몸매는 둘째치고 건강을 해치는 것들이었다. 나 자신에게 미안한 마음이 들 정도. 그렇다면 무엇을 먹고 어떻게 먹어야 건강도 지키고 멋진 몸매를 만들 수 있을까?

전에 알고 지내온 여배우와 식사를 한 적이 있다. 한눈에도 타고난 유전자 자체가 나와는 다르다고 생각했다. 그런데 나오는 음식마다 깨지락깨지락거렸고 맛있게 먹는 것이라고는 샐러드와 몇 가지뿐. 이것저것 음식에서 빼는 것도 많고 따지는 것도 많았다. 그때 뒤돌아서서 너무 까다로운 거 아니야 하고 흉을 봤다. 그런데 지금 되돌아보면 그게 옳았다는 생각이 든다.

여배우라서 더 그랬겠지만 자신의 아름다움과 건강을 위해 몸에 좋지 않은 음식을 빼고 따져서 먹는 것은 현명한 태도였다. 몸에 해로운 음식들로 배를 채우고 상대방을 흉보던 내가 얼마나 어리석었던가? 내 몸은 쓰레기통이 아니며 나 또한 대중 앞에 서는 연예인인데 말이다. 어휴, 내 무지의 끝은 어딜까?

누구도 타고난 체질만을 믿고 안심할 수는 없다. 몸은 정직해서 우리의 행동 하나하나를 기억하고 그것에 맞게 보상한다. 타고나기를 꽃사슴처럼 보이는 여배우도 나름의 철저한 자기 관리와 인내로 아름다움을 위해 노력한다는 걸 지금에야 깨닫는다. 그럼 지금 이 순간, 우리도 꽃사슴으로 거듭나려면 먹는 것부터 꼼꼼히 따지고 선별해야 한다. 무엇을 먹고 어떻게 먹어야 하는지 알아보고, 나만의 원칙을 세워 지켜나가는 노력을 게을리해서는 안 된다. 우리는 소중하니까!

‖ 지금은 다이어트 중인데 무엇을 먹으면 좋을까?

다이어트를 한다고 하면 꼬르륵꼬르륵~ 배를 곯아가며 못 먹고 안 먹다 지쳐 쓰러지는 모습이 먼저 떠오른다. 그러다 보니 다이어트 식단이라 하면 김빠진 콜라처럼 아무 즐거움도 찾을 수 없는 채소 나부랭이로 채워진 초라한 밥상을 상상하게 된다. 비하해서 말하자면 말이다. 그러나 이렇게 먹다 보면 스트레스를 받아 머지않아 다이어트를 포기하게 된다.

다이어트에 성공하여 건강하고 행복하게 살아가기 위해서는 무엇을 얼마나 즐겁게 먹느냐가 중요하다. 그래서 다이어트에 들어가기에 앞서 무엇을 먹으면 좋을지 꼼꼼히 챙겨야 한다. 우선 다이어트를 한다고 하면 식단에 탄수화물, 지방, 단백질, 비타민, 미네랄 등의 영양소가 빠짐없이 골고루 포함되어야 한다. 또 열량은 적으면서 적게 먹어도 포만감을 준다면 더없이 좋다.

다이어트에 좋은 식품

배를 넘치도록 채우지 않으면서 맛과 영양이 뛰어난 다이어트 식품들을 찾아 먹자.

○ 기름이 적고 양질의 단백질이 풍부한 고기나 생선

기름기가 적은 살코기(닭고기, 쇠고기, 오리고기)나 생선(고등어, 참치, 대구, 연어)과 같이 양질의 단백질이 풍부하게 함유된 식품은 탄수화물이나 지방보다 포만감을 크게 주어 다이어트에 좋은 식품이다.

특히 생선은 육류의 지방에 비해 훨씬 적은 양의 지방이 들어 있어 같은 양을 먹는다고 해도 더 많은 단백질을 섭취할 수 있어 좋다. 또 닭가슴살은 지방이 적고 열량도 낮으며 높은 포만감을 주기 때문에 다이어터들이 즐겨 먹는 식품으로 손꼽힌다.

○ 비타민과 미네랄이 풍부한 채소

몸에 좋은 수분은 물론 비타민과 미네랄이 풍부한 채소(오이, 토마토, 당근, 단호박, 부추, 양파, 브로콜리, 파프리카, 버섯 등)는 아무리 많이 먹어도 살이 찌지 않는 최고의 다이어트 식품이다. 또 포만감을 주며 탄수화물과 지방 등을 에너지로 태워주는 촉매제 역할을 한다. 채소는 가능한 날 것으로 먹어 조리과정에서 영양분이 파괴되는 것을 막는다.

○ 변비를 막아주는 섬유질

섬유질이 많이 들어 있는 채소(고구마, 마, 깻잎 등)와 나물류는 열량이 거의 없어 지방으로 쌓이지 않는다. 또 적게 먹어도 위장에 머무는 시간이 길어 포만감을 주며 소화 속도를 늦춰주어 변비를 예방해주는 효능이 뛰어나다. 대표적으로 식이섬유 덩어리라고 할 수 있는 고구마는 쪄서 먹거나 날로 먹어도 좋다.

○ 피로를 풀어 주는 과일

신선한 과일(포도, 사과, 바나나, 딸기, 키위 등)은 맛도 좋고 섬유소 성분이 많이 들어 있어 다이어트에 효과적인 식품이다. 또 다이어트와 고된 일상으로 지친 피로를 풀어 줄뿐 아니라 피부 미용에도 좋으니 적당히 먹으면 좋다.

하지만 과다하게 먹으면 당분이 지방으로 저장되어 오히려 살이 찔수 있으니 조심하자. 특히 바나나는 저지방 고단백 식품으로 섬유질이 풍부해서 포만감을 줄 뿐 아니라 변비 예방에도 뛰어난 식품이니 다이어트를 할 때 잘 활용하자.

○ 골다공증과 비만 예방에 효과적인 콩

콩은 열량이 낮고 섬유질이 풍부하게 들어 있어 소화가 잘된다. 또 우리 몸의 노화를 예방해주고 골다공증과 비만을 막아주는 데 뛰어난 효과가 있다. 달걀과 우유도 칼슘이 풍부하게 함유되어 있어 골다공증을 예방하는 완전식품이다.

○ 현미밥

탄수화물을 너무 적게 믹으면 우리 몸의 단백질이 에너지원으로 쓰여 근육이나 혈액을 구성하는 단백질까지 소모되므로 건강을 해칠 수 있다. 그러므로 일정 양의 탄수화물은 다이어트 중에도 반드시 섭취해 주는 것이 좋다. 하지만 같은 탄수화물이라고 해도 빵보다는 밥을 선택하는 것이 좋다. 또 그냥 흰 쌀밥보다는 열량이 낮으면서 우리 몸에 필요한 필수영양소가 골고루 들어 있는 현미밥을 선택하는 것이 더 다이어트에 효과적이다.

🔴 몸에 필요한 단백질을 보충해 주는 견과류

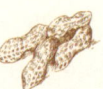

우리 몸에 좋은 불포화지방산이 듬뿍 들어 있는 견과류는 하루 10알 내외로 먹으면 좋다. 포만감을 주면서 우리 몸에 좋지 않은 포화지방까지 함께 없애 주며, 부족한 단백질을 보충해 주어 다이어트에 좋은 식품이다. 하지만 너무 과다하게 섭취하면 살이 찐다는 것을 기억해 두자.

🔴 지방을 분해하는 데 효과가 있는 블랙커피나 녹차

커피 속의 카페인 성분은 운동할 때 신진대사 기능을 활발하게 해주어 운동의 효율을 올려준다. 또 지방을 분해하는 데 효과가 있다니 하루에 한 잔 정도 설탕이나 크림을 넣지 말고 먹으면 좋다. 또 녹차는 열량이 낮고 항암 작용을 하는 물질이 들어 있어 다이어트에 좋은 식품이다.

🔴 운동 중 흘린 땀을 보충해 주고 지방 연소를 도와주는 물

물은 지방을 연소시키는 데 필요한 산소 공급을 도와주는 필수 요소이다. 그러므로 운동 시 땀으로 배출되는 수분량을 고려하여 하루 2리터 이상의 물을 마시는 것이 좋다. 식사 전후 20분은 수분 섭취를 피하되 틈나는 대로 조금씩 자주 마시자.

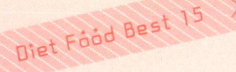

최강 다이어트 식품 베스트 15

무조건 음식을 적게 먹고 굶는다고 해서 살이 빠지는 것은 아니다. 다이어트를 할 때는 맛 좋고 영양이 풍부하면서도 과식하지 않게 도와주는 식품을 현명하게 골라 먹는 것이 중요하다.

현미밥(100그램/152칼로리)

백미와 비교했을 때 열량이 낮고 비타민, 무기질, 식이섬유가 많이 함유되어 있어 다이어트에 좋은 식품이다. 소화가 느리게 진행되어 포만감을 오래 유지해 주며 변비 예방에도 좋다.

고구마(100그램/125칼로리)

열량이 낮으면서 위에 머무는 시간이 길어 공복감을 없애준다. 식이섬유가 많아 변비 예방에도 효과적인 식품이다. 고구마에는 감자보다 무려 3배나 많은 식이섬유가 들어 있다. 녹말이 풍부하여 식사대용으로도 좋고 단것이 먹고 싶을 때 빵이나 케이크를 대신하여 먹기에도 좋다. 그러나 열량을 고려하여 한 번에 두 개 이상 먹지 않도록 하고 날것으로 먹거나 쪄 먹어도 좋다.

단호박(100그램/66칼로리)

비타민과 무기질이 많이 함유된 식품이다. 섬유질이 많아 변비 예방에 좋고 칼륨이 풍부해 부종에도 효과적이다. 당질이 많으므로 쪄서 식사대용으로 먹어도 좋고 죽과 같은 별미를 만들어 먹어도 좋다. 또 샐러드에 넣어 채소와 함께 먹어도 다이어트에 도움이 된다.

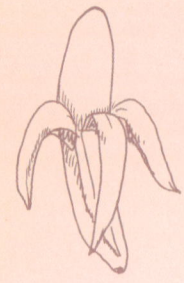

바나나(100그램 1개/83칼로리)

전분, 단백질, 지방, 당분, 비타민이 다량 함유된 저지방 고단백 식품이다. 먹으면 포만감을 주어 다이어트에 효과적이며 비타민C와 섬유질이 풍부해 변비 예방에도 좋다.

닭고기(닭가슴살 100그램/160칼로리)

쇠고기보다도 단백질 함량이 높다. 반면 열량은 낮아 다이어트 식품으로 널리 알려졌다. 특히 단백질이 많고 지방이 거의 없는 닭가슴살은 다이어트에 효과적이다. 그러나 식이섬유가 없어서 살짝 구워서 채소와 함께 먹는 것이 좋다.

쇠고기(100그램/150칼로리)

필수 아미노산이 풍부하고 영양가가 높으며 양질의 단백질을 얻어 근육을 강화시키는 데 효과적이다. 다이어트를 할 때는 지방이 적은 등심, 안심, 채끝살을 채소와 함께 먹어 부족한 비타민과 섬유소를 보충해 주는 것이 좋다.

달걀(50그램 1개/75칼로리)

맛과 영양이 뛰어난 완전식품으로 비타민 C를 제외한 각종 비타민과 탄수화물, 단백질, 지방, 무기질이 다량 함유되어 있다. 다이어트를 할 때는 지방 함량이 높은 노른자를 빼고 흰자 위주로 먹는 것이 좋다. 하지만 노른자에 들어 있는 콜린이라는 성분은 콜레스테롤의 섭취를 줄여주는 효과가 있으므로 하루에 한 개 정도는 먹어도 좋다. 달걀은 찌거나 굽거나 스크램블을 해 먹어도 좋으며 부족한 비타민C를 보충해 주기 위해 깻잎이나 피망과 함께 먹도록 한다.

참치(100그램/230칼로리)

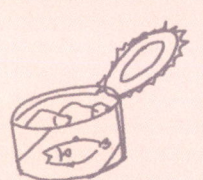

고단백, 저지방, 저열량 식품으로 양질의 아미노산이 풍부해 건강에 좋다. 또 참치에는 DHA와 EPA가 많이 들어 있어 노화 방지, 시력 보호, 콜레스테롤의 합성 억제 등 그 효과가 뛰어나다. 비린내가 많이 나고 손질하기 불편하다면 비상시에 통조림을 사용해도 좋다. 이때 기름기는 제거하고 먹도록 한다.

저지방 우유(200밀리리터/102칼로리)

완전식품으로 필수 아미노산, 무기질, 비타민이 다량 함유되어 있어 건강에 좋은 식품이다. 또 칼슘 흡수율이 높아 다이어트 중에 생길 수 있는 골다공증을 예방할 수도 있다. 그러므로 다이어트를 할 때는 지방은 낮추고 칼슘 함량을 높인 저지방 우유를 선택하여 먹는 것이 좋다.

두부(100그램/79칼로리)

식물성 저지방 식품으로 단백질과 칼슘의 함량이 높지만 열량이 낮아 다이어트에 좋은 건강식품이다. 소화가 잘 되어 다이어트 중 소화기능이 떨어질 때 먹으면 좋다. 두부는 채소와 같이 먹는 것이 부족한 비타민

B를 보충하는 데 도움이 되나 시금치와 같이 칼슘 섭취를 떨어뜨리는 식품과는 같이 먹지 않도록 한다.

아몬드(100그램/597칼로리)

체내 흡수가 빠른 비타민 E가 가장 많이 들어 있는 식품 중 하나이다. 콜레스테롤을 낮추고 포만감을 주어 공복감을 느낄 때 먹으면 좋다. 또 손상된 세포를 회복시켜 몸에 활력을 불어넣어 주니 다이어트로 스트레스를 받을 때 먹으면 효과적이다.

하지만 지나치게 많이 먹으면 열량이 높아 살이 찔 수 있으므로 한 번에 10알 정도 먹는 것이 적당하다. 아몬드 외에도 호두나 땅콩과 같은 견과류는 불포화지방산이 많이 함유되어 있어 심장병과 고혈압을 예방하는 데도 효과적이니 다이어트를 할 때 적절히 섭취하면 좋다.

양배추(100그램/31칼로리)

마음 놓고 먹어도 살이 찔 염려가 없는 식품이다. 식이섬유가 풍부해 열량이 적고 장운동을 활발하게 해 주어 다이어트를 할 때 자주 나타나는 위장질환도 예방해 준다. 겉잎은 비타민 A가 함유되어 있고 흰색 부분에는 비타민 C가 많이 함유되어 있다. 칼슘의 흡수율이 높아 다이어트 식품으로 적합하다. 깨끗이 씻어서 먹기 좋은 크기로 잘라 가지고 다니면 과자가 생각날 때 간식으로 먹기에도 좋다.

버섯(100그램/16칼로리)

열량이 낮으면서 각종 비타민, 무기질, 섬유질이 풍부해 다이어트에 좋은 식품이다. 씹고 씹히는 맛이 육류와 비슷해 다이어트를 할 때 육류를 대신할 수 있으며 쇠고기나 닭고기를 먹을 때 함께 먹으면 육류의 유해 물질을 제거해주어 좋다. 또 암, 비만, 성인병 예방에 효과적이다.

토마토(200그램 1개/ 28칼로리)

비타민 A, C, E와 식이섬유가 풍부한 저열량 식품으로 육류와 같이 지방이 많은 음식을 먹을 때 소화흡수를 돕는다. 또 칼륨이 많아 부종을 예방하며 노화 방지와 각종 질병 예방에도 효과적이다. 생것으로 먹는 것보다 익혀 먹는 것이 더 좋다. 같은 양이라도 방울토마토를 먹는 것이 식이섬유가 더 풍부해 다이어트에 좋다.

브로콜리(100그램/17칼로리)

비타민 A, C의 함량이 높은 식품으로 특히 비타민 C는 레몬의 3배, 토마토의 8배나 들어 있다. 섬유질이 풍부해 변비 예방과 피부 미용에 좋고 혈관을 튼튼하게 하며 암을 예방해 준다. 그냥 먹어도 좋지만 소금물에 살짝 데치면 영양 손실도 줄이면서 더 맛있게 먹을 수 있다.

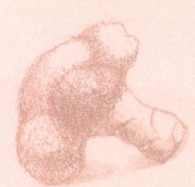

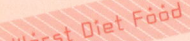

다이어트에 좋지 않은 식품

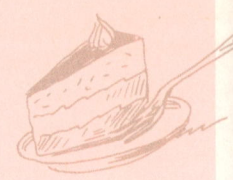

흰 가루로 만든 고탄수화물식

흰 밀가루로 만든 음식, 국수, 과자, 빵, 설탕이 많이 들어간 음식, 사탕, 초콜릿, 아이스크림, 흰 쌀로 만든 음식, 흰 쌀밥, 떡, 흰 소금이 많이 들어간 음식, 김치류나 젓갈류는 다이어트에 좋은 식품이 아니다. 모두 식욕을 돋워 더 많은 음식을 먹게 하며 쉽게 공복을 느끼게 하는 음식이니 다이어트를 할 때나 건강을 생각한다면 될 수 있는 대로 멀리하는 것이 좋다.

지방 함량이 높은 기름진 식품

기름진 육류, 인스턴트 식품, 햄, 소시지와 같이 지방이 다량 들어 있는 식품은 다이어트에 좋지 않다. 육류의 포화지방, 튀긴 음식의 트랜스 지방은 우리 몸에 지방을 과다하게 보충해 살찌게 하는 원인이 되며 성인병이나 각종 암을 유발할 수 있다.

식품 첨가물이 많이 들어가 몸의 대사 기능을 약하게 하는 식품

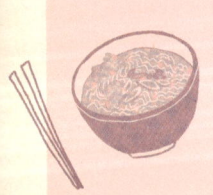

소금이나 설탕 등의 식품 첨가물은 우리 몸 안의 기능을 둔화시켜서 대사 기능과 배설 능력을 약화시키고, 비만과 변비의 원인이 될 수 있으니 다이어트에 좋지 않다. 짜장면, 라면, 패스트푸드 식품이 좋지 않은 이유가 여기에 있다.

‖ 다이어트에 성공하려면 어떻게 먹어야 할까?

채소나 해조류와 같이 열량이 낮은 음식이라도 조리법이나 먹는 방법에 따라 살을 더 찌게 할 수도 있다. 그러므로 다이어트에 성공하려면 어떻게 먹어야 좋은지 알아볼 필요가 있다.

저열량 음식을 먼저 먹는다

고기나 달걀과 같이 열량이 높은 음식을 먼저 먹다 보면 자기도 모르는 사이에 폭식하거나 과식으로 이어지기 쉽다. 그러므로 같은 음식이라도 열량이 적은 것부터 먹어 배를 채우는 것이 다이어트에 효과적이다. 또 살이 찌지 않는 채소라고 해서 고열량 드레싱을 듬뿍 얹어 먹는 것은 피하도록 한다.

규칙적으로 먹고 천천히 꼭꼭 씹어 먹는다

날씬해지려면 식사를 규칙적으로 하고 천천히 먹어야 한다. 우리 몸의 식욕 중추 신경은 먹기 시작해서 20분이 지나야 배가 부르다는 것을 알아차리게 된다. 그러므로 과식하지 않기 위해서는 혈당이 오르고 인슐린이 분비되면서 포만감을 느낄 수 있을 때까지 되도록 꼭꼭 씹어 천천히 먹는다.

간식은 되도록 피하고 꼭 먹고 싶으면 조금 먹는다

우리 몸은 5시간 정도마다 공복을 느낀다. 그러므로 무조건 간식은 안된다는 생각보다 바나나나 견과류와 같은 고단백 간식을 하루 두 번 챙겨 먹어 과식이나 폭식으로 이어지지 않도록 한다.

저녁 식사 시 단백질을 꼭 먹는다

우리 몸의 단백질 합성은 밤에 활발하게 이루어진단다. 그러므로 다이어트를 한다고 저녁을 거르거나 지나치게 적게 먹는 것은 좋지 않다. 고기나 생선 등의 단백질을 소량의 탄수화물과 함께 섭취해 주고 단백질의 소화 흡수를 도와주는 채소를 함께 곁들여 먹는다. 참고로 탄수화물은 보통 우리 몸의 에너지원으로 쓰인다.

그러나 우리나라 사람과 같이 과다하게 섭취할 때 에너지로 쓰이고 남은 것은 지방으로 저장되어 살을 찌게 하는 요인이 될 수 있다. 그러므로 살을 빼려면 탄수화물의 섭취량도 줄이고 단백질과 비타민 위주의 식사를 하는 것이 효과적이다.

식물성 기름을 섭취한다

마가린이나 쇼트닝 등으로 튀겨낸 음식은 콜레스테롤 함량이 높아 우리 몸의 세포를 손상하고 성인병을 유발한다. 그러므로 콜레스테롤의 함량을 줄이려면 동물성 기름을 대신해 식물성 기름(들기름, 콩기름, 올리브유 등)을 섭취하도록 한다.

되도록 무염, 무양념 식사를 한다

소금, 고춧가루, 된장, 간장, 고추장 등으로 맛을 낸 음식들은 열량이 높고 낮음을 따지기 이전에 음식 맛을 돋우어 과식하게 하는 주원인이 된다. 그러므로 음식에서 양념을 뺀다면 다이어트에 가장 효과적이겠지만 스트레스가 될 수 있으므로 가능한 줄이도록 한다.

다이어트에 효과적인 조리법을 사용한다

음식을 조리하기 전에는 먼저 생으로 먹을 수 없나 생각해본다. 그리고 조리를 한다면 될 수 있는 대로 기름을 적게 사용한다. 볶는 대신 찌거나 삶거나 굽는 방법을 선택하는 것이 좋다. 또 화학조미료는 되도록 사용하지 않고 조리 시간은 짧아야 한다.

가공식품을 멀리하고 자연식품을 선택한다

과일이나 채소에는 열량이나 녹말이 적고 그 대신 식이섬유가 풍부해 많이 먹어도 좋다. 이런 음식은 일일이 먹는 양을 정해두지 않아도 과식할 가능성이 크지 않다. 하지만 소금이나 설탕이나 각종 식품첨가물이 가득 들어간 가공식품은 조금만 방심해도 과식으로 이어진다. 될 수 있는 대로 피하는 것이 좋다.

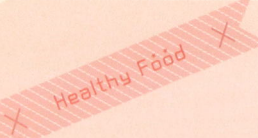
건강하게 먹는 방법

영양을 고려하면서도 음식 맛을 즐기는 방법을 찾아보자. 어떻게 조리하고 먹느냐에 따라 같은 양의 같은 음식을 먹어도 열량은 확 줄이고 먹는 즐거움은 배나 높일 수 있다.

담백하게 라면 끓이기

라면은 튀긴 음식이므로 면만 따로 끓여 찬물에 담가 기름을 빼고 준비한다. 그리고 수프를 반만 넣고 끓인 국물을 따로 준비해 기름기를 제거한 면과 파, 양파, 고추 등을 넣고 한 번 더 끓인다. 이렇게 먹으면 채소가 면에 남아 있는 기름기를 흡수해 열량을 낮추어 담백한 라면의 맛을 즐길 수 있다.

신맛 나는 과일 고르기

식이섬유가 많아 다이어트 중에 올 수 있는 변비를 예방해주는 과일! 그러나 포도나 멜론과 같이 단맛이 강한 과일보다는 레몬이나 자몽과 같이 신맛 나는 과일이 다이어트에는 더 좋다. 혈당지수가 낮고 식욕을 억제해 주기 때문이다.

양파 백배 활용하기

양파에는 쿼세틴과 유화프로필이라는 성분이 있어 기름을 중화시키는 효능이 있으므로 기름진 식품을 조리할 때 함께 넣으면 콜레스테롤과 중성지방을 낮출 수 있다.

그러므로 육류를 먹을 때나 햄이나 어묵과 같은 가공식품을 먹을 때 함께 넣어 조리하면 열량을 낮추는 데 효과적이다. 어묵이 먹고 싶을 때는 끓은 물에 양파와 어묵을 함께 넣고 끓인다. 어묵을 건져 낸 후 먹고 조금만 기름진 음식을 먹을 때는 양파를 곁들인다.

우유와 블루베리 함께 먹기

먼저 컵에 냉동시킨 블루베리를 넣는다. 차가운 저지방 우유를 블루베리가 잠길 정도로 따른다. 이렇게 하면 블루베리에 하얀 우유 막이 생기면서 마치 아이스크림같이 되어 건강을 챙기면서도 맛있는 디저트를 먹을 수 있다.

설탕 대신 과즙 활용하기

설탕은 혈당에 영향을 미쳐 인슐린의 분비량을 증가시킨다. 지방 합성률을 높여 다이어트에 좋지 않으므로 되도록 줄이는 것이 좋다. 그래서 생각한 것이 설탕을 대신할 수 있는 사과즙이나 배즙을 요리에 활용하는 것이다. 그럼 열량을 줄이면서 자연에서 오는 단맛을 즐길 수 있다.

해조류 많이 먹기

다시마, 김, 미역과 같은 해조류는 식이섬유, 비타민, 무기질이 풍부해 다이어트에 도움이 되는 식품이다. 그래서 염분기가 많은 다시마는 끓는 물에 살짝 데쳐 먹고 김은 날것을 센 불에 살짝 구워 현미밥과 함께 먹으면 좋다.

‖ 다이어트를 한다고? 그럼 얼마나 먹어야 하는 걸까?

마음껏 먹으면서 다이어트를 하기란 쉽지 않다. 날씬하고 건강한 몸매를 만들기 위해서는 섭취하는 열량이 소비 열량보다 많아서는 안 된다. 그래서 나름의 절제와 조절이 불가피하다. 무조건 섭취 열량을 줄여서 살을 빼려고 하면 몸에 무리를 주어 건강까지 해칠 수 있으니 건강하게 살을 빼려면 얼마나 먹어야 하는지 알아보아야 한다.

기초 대사량을 따져 70퍼센트만 섭취한다

사람은 일반적으로 하루에 1,600~2,600칼로리 정도를 소비한단다. 그럼 그중에서 우리 몸을 유지하는 데 필요한 기초 대사량으로 1,000~1,500칼로리 쓴다. 그 나머지는 우리가 얼마나 활동하느냐에 따라 쓰이는 것이다. 일단 다이어트를 한다고 하면 기초 대사량 이상 먹으면 안 된다.

그러나 아무리 강도 높은 다이어트에 들어간다 해도 기초 대사량의 70퍼센트는 반드시 섭취해야 한다. 그래야 건강을 해치지 않고 살을 뺄 수 있다. 기초 대사량은 정밀 검사를 통해 정확히 알 수 있다. 하지만 다음과 같은 방법으로도 구할 수 있다니 한 번 알아보자.

나의 기초 대사량=665+(9.6×체중kg)+(1.8×키cm)-(4.7×나이)

예를 들어 기초 대사량이 1,500칼로리일 경우 하루에 1,050칼로리를 먹어야 한다. 그러니 다이어트를 할 때는 평소 먹던 것보다 400칼로리 정도만 줄이면 살이 빠진다는 것이다. 그런데 이렇게 온종일 열량을 따지기는 쉽지 않다. 그러므로 이런 원리를 따지지 않더라도 쉽게는 평소 식사량을 70퍼센트 정도로 줄여서 먹고, 다이어트에 좋은 음식을 찾아가려 먹는 것이 복잡한 계산을 하는 것보다 더 현명할지 모른다.

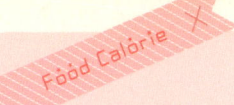

음식의 열량은?

우리가 먹어도 되는 양의 음식을 짐작해 보려면 몇몇 음식의 열량을 알아두는 것이 도움된다. 대략 밥 반 공기, 고등어 반 토막, 닭가슴살 한 토막 반, 달걀부침 1개, 토마토 3개, 오이 5개, 식빵 2/3 조각이 각각 100칼로리가 되니 참고로 하자.

채소는 하루에 300그램 이상 먹는다

같은 열량이라도 채소는 고기보다 더 많은 양을 마음껏 먹을 수 있다는 장점이 있다. 그러므로 다이어트를 할 때는 녹황색 채소, 담색 채소, 해조류 등을 적어도 하루에 300그램 이상 먹도록 한다.

물은 적어도 하루에 2.5~3리터 정도 먹는다

살을 빼기로 마음먹었다면 운동을 하지 않을 수 없다. 이때 땀으로 배출되는 부족한 수분은 물로 보충해 주어 우리 몸의 신진대사를 원활하게 해야 한다. 그래야 지방을 연소시키는 데 필요한 산소 공급을 원활히 해줄 수 있다.

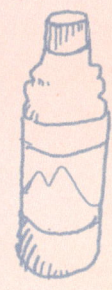

또 물을 많이 마시면 우리 몸의 노폐물이 빠져나가 몸의 부기도 빠지고 변비 예방에도 효과가 있으니 물은 적어도 하루 3리터 이상 마시도록 한다. 하지만 억지로 먹는 것은 바람직하지 않다.

배가 부르다고 느끼면 더는 먹지 않는다

음식을 먹다 보면 배가 부른데도 숟가락을 놓지 못할 때가 잦다. 배가 부르다고 느끼면 가차 없이 먹기를 중단히고 양치하거나 입안을 물로 헹구도록 한다.

‖ 다이어트를 위해서는 언제 먹어야 효과적일까?

다이어트를 한다고 하면 늦은 밤, 잠들기 전에는 음식을 먹지 말라고 한다. 그것은 무엇을 먹고 어떻게 먹느냐 만큼 언제 먹느냐도 중요하다는 말이다. 먹는 데도 타이밍이 있다. 그것을 기억하고 다이어트에 활용하자.

규칙적으로 식사한다

다이어트를 한다고 해서 끼니를 거르거나 식사량을 과도하게 줄이는 것은 좋지 않다. 우리 몸은 생명을 유지하고 삶을 지탱하기 위해 끊임없이 일하며 에너지원을 필요로 한다. 그래서 아침 식사를 거르게 되면 몸에서 요구하는 에너지를 보충하기 위해 점심과 저녁을 과식하기 쉽다.

우리 몸에서 에너지원이 되는 밥을 주식으로 세끼를 거르지 않고 규칙적으로 챙겨 먹는 것이 중요하다. 아무리 바쁜 아침이라도 바나나 한 개, 우유 한 잔은 꼭 먹자.

또 3번의 식사 중간에 허기가 느껴지면 2번 정도 간식을 나누어 먹는 것이 좋다. 이렇게 하면 소화에도 도움이 되고 신진대사를 빠르게 해서 다이어트에도 효과적이다.

저녁은 일찍 먹는다

살이 찐 사람을 보면 대부분 야식을 즐기는 사람들이다. 우리 몸은 저녁에 지방을 만드는 작용이 활발해진다. 그래서 저녁 식사는 평소보다 식사량을 줄여서 되도록 빨리하는 것이 좋다. 될 수 있는 대로 한 시간 정도 앞당겨 저녁 식사를 하고 6시 이후에는 먹지 않도록 하자. 그리고 식사 후에는 체지방이 쉽게 축적되므로 바로 잠자리에 드는 것은 좋지 않다. 적어도 식후 3~5시간 이후에 자도록 한다.

일주일에 한 번은 원하는 음식을 먹는다

열심히 다이어트를 하더라도 하루 정도는 원하는 음식을 먹도록 한다. 다이어트는 평생 해야 한다. 평생 절제하고 조절하라면 어느 누가 길게 다이어트를 할 수 있을까? 일주일에 한 번은 그동안 참아왔던 음식을 먹으며 사기를 충전하는 것이 좋다. 우리 몸은 자동 조절 기능이 있어 조금 더 먹고 다이어트에 좋지 않은 음식을 한 번 먹었다고 바로 살이 찌지는 않는단다. 그러니 일주일에 한 번 정도는 맛있는 음식을 먹으며 행복을 누려도 좋다.

다이어트에 성공하려면 먹는 것을 조절하지 않고는 불가능하다. 무조건 굶거나 극도로 식사량을 줄이면 일반식으로 돌아왔을 때 요요가 오기 쉽다. 사실상 다이어트를 지속하기 어렵다. 그러므로 다이어트 계획에 꼭 맞는 식단을 짜서 실천하는 것이 바람직하다.

앗, 찾았다! 나한테 딱 맞는 운동법

나에게 맞는 운동 프로그램 짜기

땀 흘려 운동하지 않고 살을 빼기는 어렵다. 설령 운동하기가 죽기보다 싫어서 다이어트 치료제를 쓰거나 단지 먹는 것을 줄인다면 살을 뺄 수는 있을지 몰라도 건강을 잃을 수 있다.

운동한다고 해서 하루아침에 살이 원하는 만큼 쭉쭉 빠지는 것은 아닐지 모른다. 하지만 운동은 소비 열량을 높이고 심혈관계를 튼튼하게 하며 면역기능을 개선하는 등 우리 몸의 건강과 밀접한 관련이 있다.

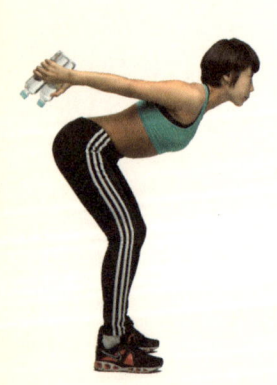

또 당뇨, 콜레스테롤, 신진대사, 혈압 등의 발생을 줄여 건강을 유지할 수 있도록 돕는다. 이런 신체적인 변화 외에도 스트레스를 감소시키고 자존감을 높여주는 등 심리적인 영역에까지 긍정적인 영향을 미치니 운동은 아무리 강조해도 지나침이 없다. 실질적으로 우리가 한 시간 정도 열심히 운동했을 때 소비되는 열량은 피자 두 조각 정도에

해당하는 500칼로리 정도란다.

그럼 그 이상 살을 빼고 싶다면 더 많은 시간을 운동에 할애하거나 운동 강도를 높여야 한다. 물론 일상생활 중에 사용하게 되는 활동량도 영향을 미칠 것이다. 하지만 사람이 하루 동안 운동을 하거나 몸을 움직여서 체중을 감량하는 데는 한계가 있다. 그러나 몸을 움직여 열량을 소모하는 것 외에도 효과적으로 운동해야 하는 이유가 또 하나 있다.

우리의 몸은 우리가 잠든 시간에도 쉼 없이 일하며 생명을 유지하려고 애쓴다. 혈액을 운반하고 체온을 유지하려면 그만큼 에너지가 필요한 것이다. 이때 사용되는 에너지를 기초대사율이라고 한다. 우리가 하루에 소모하는 열량의 60~70퍼센트를 차지한단다. 그럼 더욱 손쉽게 살을 빼려면 기초대사율을 높이는 방법을 생각해 보지 않을 수 없다. 그렇다면 어떻게 해야 기초대사율을 높이고 더 많이 먹어도 살이 찌지 않도록 할 수 있는 걸까? 그 해답은 근육에서 찾을 수 있다.

우리 몸에서 근육은 기초대사율의 30퍼센트 이상을 소모하는 중요한 부분이다. 그러므로 운동을 통해 근육을 발달시키면 기초대사율이 자연스럽게 높아지면서 에너지를 잘 태워 살이 빠지게 되는 체질로 바뀌는 것이다. 그렇다면 근육량을 늘려 다이어트 효과를 높이기 위해서는 어떤 운동을 하는 것이 좋을까? 내 몸을 살리고 멋진 몸매를 만드는 데 도움을 주는 운동에도 여러 가지 방법이 있으니 잘 알아보고, 활용하는 것도 중요하다.

‖ 몸을 풀어주는 유연성 운동

스트레칭이나 요가는 몸의 긴장을 풀어 주고 본격적인 운동을 효과적으로 할 수 있게 도와주는 운동이다. 운동 시작 전에 하면 근육의 경직을 막아 효율적으로 근력 운동을 하는 데 도움을 주고 부상을 예방할 수 있다. 또 운동 후에 하면 근육의 피로를 풀어주어 빨리 안정되게 하는 데 효과적이다. 또 근육을 늘리고 유연하게 하는 유연성 운동은 일상생활에서 피로를 느낄 때 해도 좋다. 이때 모든 동작은 코로 호흡을 들이마시고 입으로 호흡을 내뱉으며 자연스럽게 한다.

‖ 지방을 태우는 유산소 운동

편안하게 호흡을 지속하면서 할 수 있는 운동으로 걷기, 달리기, 등산, 자전거 타기, 줄넘기 등이 여기에 속한다. 우리는 단순히 유산소 운동은 체지방을 태우는 운동이라고 알고 있지만 그뿐만 아니라 심장 기능을 키워 주어 운동 효과를 높이고 운동을 지속할 수 있는 체력을 만들어주는 데도 효과적이다. 보통 20분 이상 지속해 심박동이 빨라지고 땀이 약간 나오는 상태일 때 체지방을 태울 수 있다.

유산소 운동의 종류와 바른 활용법

체지방을 태우고 기초 체력을 키워주는 유산소운동에도 여러 종류가 있다. 자신의 건강 상태와 상황 등을 고려하여 적합한 운동법을 선택하고 올바르게 실행하는 것이 중요하다. 운동을 쉬는 날이라도 부담 없이 할 수 있는 유산소운동을 찾아 하면 다이어트 효과를 더 빨리 볼 수 있다.

걷기

허리와 등을 곧게 펴고 어깨에 힘을 뺀다. 이때 보통 걸음보다 약간 빠르고 달리기보다 약간 느린 정도로 팔을 크게 흔들며 힘차게 걷는다. 무릎 안쪽을 펴고 발은 뒤꿈치부터 땅에 닿도록 한다.

달리기

자신이 감당할 수 있는 70퍼센트의 운동 강도를 유지하며 30분 이상 달린다. 힘에 부칠 때 즉시 달리기를 멈추지 말고 천천히 숨을 고르며 걷다가 어느 정도 안정이 되면 다시 달리도록 한다.

자전거 타기

요즘 한강에 가 보면 자전거 타는 사람을 어렵지 않게 볼 수 있다. 그만큼 많은 사람이 운동하는 데 자전거를 이용하는 것이다. 하지만 자전거를 탈 때는 꼭 명심해야 할 것이 몇 가지 있다. 먼저 안장의 높이를 자신의 골반 위치에 맞게 조절해야 한다. 안장의 높이를 낮게 해서 타는 사람이 많은데 이럴 경우, 무릎 관절에 큰 부담을 주기 쉽다.

또 안장에 앉았을 때는 몸을 앞으로 숙여 허리에서 어깨까지 일직선이 되도록 한다. 처음에는 천천히 페달을 밟다가 점차 운동의 강도를 높여 1시간 이상 지속하는 것이 좋다. 자전거 타기는 열량 소모율이 다른 유산소운동에 비해 떨어지므로 시간을 늘려서 해야 효과적이다.

줄넘기

줄의 가운데를 발로 밟고 서서 양손으로 술을 낭겼을 때 손집이 부분이 가슴까지 오면 줄의 길이가 적당한 것이니 자신의 체력에 맞는 강도로 20분 이상 한다.

등산

등산하면 체지방을 태울 뿐 아니라 평소에 사용하지 않던 근육을 사용하게 되어 심폐기능을 강화시키고 활력 증진과 근력 강화 등에도 효과적이다. 하지만 시작부터 무리하게 산에 오르면 부상이 따를 수 있으니 처음에는 집에서 가까운 낮은 산을 골라 부담되지 않을 정도로 산에 오르는 것이 좋다.

또 등산할 때는 상체와 하체를 일직선으로 꼿꼿하게 편 후 발바닥 전체로 땅을 밟고 천천히 리듬을 타며 걸어야 피로를 줄이고 부상을 예방할 수 있다. 특히 산에서 내려올 때는 더 많은 주의를 필요로 하니 몸을 약간 앞으로 굽히고 발바닥 전체로 땅을 누른다는 기분으로 천천히 걷는다. 이때 수시로 물을 마셔 부족한 수분을 공급해 주어야 지치지 않고 운동을 지속할 수 있다.

‖ 몸매를 다듬어주는 근력 운동

자신의 체중, 탄력밴드, 덤벨 등을 이용하여 짧은 시간에 강한 힘을 발휘하게 하므로 근육을 강화시키는 운동이다. 걷기나 달리기 같은 유산소 운동만으로 체지방은 줄일 수 있어도 근육량의 손실을 피할 수 없다. 그러므로 근육량을 늘려 체력을 보강하고 탄탄한 몸매를 만들기 위해서는 근력 운동을 반드시 해야 한다.

근력 운동을 해야 하는 중요한 이유는 또 있다. 우리 몸의 기초대사량을 높이기 위해서다. 기초대사량은 특별한 노력을 하지 않아도 우리 몸에서 쓰이는 열량 소모량이다. 그러니 기초대사량을 높인다면 이전보다 더 쉽게 살을 뺄 수 있다. 그럼 기초대사량을 높이려면 어떻게 해야 할까?

가장 좋은 방법은 근력 운동을 통해 근육량을 늘리는 것이다. 이렇게 해서 근육량이 늘어나면 우리 몸은 같은 양을 먹어도 쉽게 살찌지 않는 체질로 바뀐다. 또 다이어트도 이전보다 쉽고, 효율적으로 지속할 수 있게 된다. 그러니 유산소운동으로 체지방을 줄이는 것만큼 근력 운동으로 근육량을 늘려야 멋진 몸매를 만들 수 있다.

가끔 근력 운동을 하면 남성의 경우처럼 근육이 과도하게 커지는 것 아니냐며 우려하는 여성들이 있다. 하지만 여성은 에스트로겐이라는 여성호르몬의 영향을 받아 근력 운동을 한다고 해서 쉽게 근육이 커지지 않는다고 하니 걱정하지 말고 운동해도 좋다.

‖ 유산소 운동과 근력 운동을 함께하는 순환 운동

체지방을 줄여주는 유산소 운동과 근육량을 늘려 탄탄한 S라인 몸매를 만들어주는 근력 운동은 함께 병행될 때 더 큰 효과를 기대할 수 있다. 그래서 전문가들이 권하는 운동법이 유산소 운동과 근력 운동을 섞어 짧은 시간에 여러 동작을 빠르게 이어가는 순환 운동이다. 단기간에 살을 빼려는 사람에게 적합한 운동법이다.

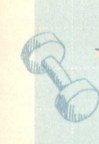

우리 몸이 원하는 새로운 운동법을 찾아 바꾸어주기

우리 몸은 영리하다. 처음 운동을 시작할 때는 우리 몸에서 그 운동을 새로운 자극으로 받아들여 짧은 시간에도 신체적 변화를 크게 느낄 수 있다. 하지만 운동법이나 강도가 지속되면 우리 몸은 어느새 그것에 적응되어 운동 효과가 떨어지게 된다. 그래서 이때 많은 다이어터들이 운동을 해도 살이 빠지지 않는다고 느껴 포기하게 된다. 이런 불상사를 막기 위해서는 우리 몸이 우리의 운동법에 적응하기 이전에 빨리 운동법을 바꾸어주거나 운동 강도에도 변화를 주는 것이 좋다.

운동 순서에 맞추어 효과적으로 운동하기

힘들게 하는 운동, 더욱 큰 효과를 거두기 위해서는 순서도 중요하다. 본 운동을 하기에 앞서 실시하는 5~10분의 유연성 운동 즉 스트레칭은 근육을 풀어주어 본 운동을 효율적으로 할 수 있도록 돕는다. 자동차도 시동을 켜자마자 출발하면 차에 무리를 주어 좋지 않듯이 사람도 쓰지 않던 근육을 갑자기 사용하게 되면 부상이 따를 수 있다. 그러니 운동 전에는 스트레칭으로 가볍게 몸에 열을 내 근육을 풀어주는 것이 선행되어야 한다.

준비운동을 마치고 나면 본 운동에 들어가도 좋다. 본 운동으로는 유산소 운동과 근력 운동을 적절히 병행해야만 우리 몸에 쌓여 있는 지방을 태우고 아름다운 몸매를 얻을 수 있다. 운동 후에도 마무리 스트레칭을 하여 틀어진 몸의 균형을 맞추고 운동으로 경직된 근육을 풀어주어야 한다. 운동에도 그 효과를 극대화할 수 있는 순서가 있다는 것을 기억하고 한 단계 한 단계 성실하게 임하는 것이 중요하다.

운동하기 좋을 때

일반적으로 체지방을 줄이기 위해서는 아침 공복 상태에서 유산소 운동을 하는 것과 같이 오전 시간을 운동에 할애하는 것이 좋다고 말한다. 그럼 잃었던 우리 몸의 리듬을 되찾아 몸이 가벼워지고 정신도 맑아진단다. 반면 근육량을 늘리려면 신체가 깨어 있고 섭취한 열량을 소비하는 데 효과적인 오후에 운동하는 것이 좋다.

하지만 운동하기 가장 좋은 때는 오전이냐, 오후냐가 아니라 자신이 꾸준히 할 수 있는 시간대이다. 꾸준히 운동할 수 있는 나만의 황금 시간대를 정해 운동하는 것이 좋겠다.

운동 후 충분한 휴식 취하기

땀 흘려 운동하고 나면 누구나 피로를 느끼게 된다. 운동 후에는 잠을 자거나 충분한 휴식을 취해 지친 근육을 회복시켜 주어야 한다. 그래야 기초대사량이 높아져 더 많은 에너지를 소비할 수 있고, 그 때문에 체질 개선도 더 쉽게 된다.

다음 단계에서는 이런 이론적 배경을 바탕으로 구체적인 목표를 세우고 어떻게 운동을 하면 좋을지 구체적인 계획을 세워 실천하도록 하자.

운동복, 운동화, 간단한 운동 도구 고르기

그동안 운동을 할라치면 도살장에 끌려가는 소처럼 마지못해 했다. 그럼 힘든 운동을 어떻게 하면 즐겁게 할 수 있을까? 고민 끝에 맘에 드는 운동복과 운동화를 준비하는 것에서부터 운동에 대한 즐거운 경험을 쌓고자 했다. 어떤 사람은 아무것도 아닌 일에 왜 돈과 에너지를 쏟느냐고 할지 모르지만 즐겁게 운동을 하고 운동 효과를 높이는 데 크고 작게 도움이 되니 여유가 있다면 새 운동복과 운동화를 준비하는 것도 나쁘지 않을 것이다.

‖ **운동복**

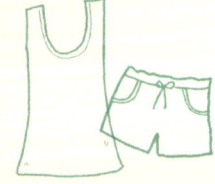

디자인이나 색상도 중요하지만 운동복이니만큼 무엇보다 입었을 때 편안하고 활동하는 데 불편함이 없어야 한다. 또 운동 시 배출되는 땀을 잘 흡수하고 통기성이 좋아 공기가 잘 통해

야 한다. 나는 민소매 상의를 준비했는데 몸의 변화를 손쉽게 확인할 수 있도록 하기 위해서였다. 처음에는 조금 민망할지 모르지만 갈수록 슬림해지는 몸매를 발견하는 기쁨과 함께 운동의 즐거움도 커질 것이다.

‖ 운동화

운동화는 일반적으로 구두보다 5밀리미터 정도 크게 신는다고 알려졌는데 사실은 언제나 자신의 발에 정확히 맞추어 신는 것이 가장 좋다. 20분 이상 걷거나 뛰는 유산소 운동을 대비해 발과 무릎의 충격을 흡수하고 관절을 보호할 수 있는 에어쿠션 운동화를 준비하고 바닥이 미끄럽지 않은지도 반드시 체크해야 한다.

‖ 다이어트를 도와주는 기타 용품

체중계

다이어트를 할 때 갖춰야 할 필수 아이템이다. 요즘은 체중, 체지방률, 체수분률, 근육량, 내장 지방량까지 자세히 확인할 수 있는 체지방 체중계도 시중에서 쉽게 접할 수 있다. 아주 값비싼 제품이 아니더라도 될 수 있는 대로 정확하게 체중을 검사하고 건강 관리를 할 수 있는 것으로 준비한다.

전신 거울

같은 체중이라도 지방과 근육의 비율에 따라 더 날씬해 보일 수도 있고 뚱뚱해 보일 수도 있다. 근육과 지방의 부피가 다르기 때문이란다. 그러므로 꾸준히 식사량을 조절하고 운동하면 우리 몸에 근육이 생기면서 더 호리호리하고 탄탄한 몸매를 갖게 된다. 이런 변화는 체중계의 수치보다 전신 거울 앞에서 더 쉽게 확인할 수 있다. 또 운동할 때 자세는 올바른지, 운동 동작은 정확한지도 검사하는 데 도움이 되므로 준비하는 것이 좋다.

탄력밴드

탄력이 있는 밴드로 무겁고 값비싼 헬스기구에 비해 가볍고 경제적이며 가지고 다니며 운동하기에 좋다. 특별히 피트니스 센터를 찾지 않더라도 TV를 보거나 라디오를 듣는 등 일상생활을 하면서도 운동할 수 있다는 장점이 있다.

탄력밴드를 활용한 운동은 근육을 탄력 있게 하고 단시간 안에 원하는 부위의 지방을 감소시키며 심장 및 혈관기능을 강화시키는 등 최대의 운동 효과를 기대할 수 있다. 또 스트레스 때문인 근육의 긴장 및 피로를 풀어주어 유연성을 증대시킴으로 부상의 위험을 줄이고 편안한 신체리듬을 느끼게 하는 데 효과적이다.

덤벨

손잡이의 양 끝은 공 모양으로 되어 있으며 보통 아령이라고 알고 있다. 가격도 경제적이고 시간과 장소에 큰 구애를 받지 않아 활용도가 높다.

덤벨을 대신해 생수통을 활용할 수도 있다.

짐볼

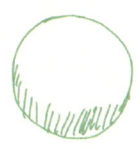

무릎 위까지 올라오는 큰 공모양의 도구로 다이어트 운동에 널리 쓰이고 있다. 짐볼 운동은 특별한 보조기구 없이도 집에서 쉽게 할 수 있는 장점이 있으며 몸이 휘어지거나 좌우 비대칭인 체형의 균형을 바로 잡는데 큰 효과가 있다.

음악

힘겨운 운동을 더 즐겁게 지속하려면 각 운동법에 맞는 음악을 준비하면 효과적이다. 유연성 운동과 같이 몸과 마음의 긴장을 풀어주는 운동은 잔잔하고 편안함을 느낄 수 있는 음악으로 준비한다. 경쾌하고 빠르게 움직여야 하는 유산소 운동과 근력 운동을 할 때는 템포가 빠르고 경쾌한 음악을 준비하는 것이 좋다. 사람의 취향에 따라 운동에 도움이 되는 음악을 준비해 활용하면 스트레스를 줄이고, 운동을 즐기면서 할 수 있다.

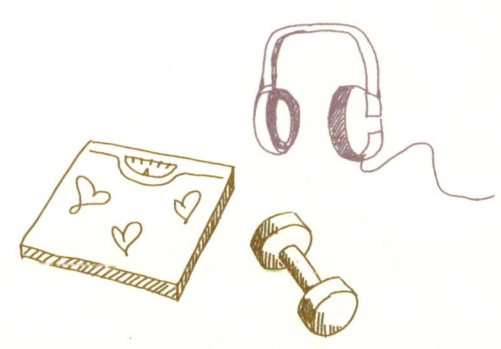

기초 체력부터 키우자!

유산소 운동으로 워밍업

일주일에 한 번도 운동을 하지 않다가 다이어트를 하겠다고 갑자기 무리한 운동에 들어가는 것은 위험하다. 엄마 젖을 먹던 아기가 이유식기를 거쳐 밥을 먹게 되듯이 운동을 시작할 때도 자기 몸의 상태에 맞추어 운동법과 강도를 조절하는 과정이 반드시 필요하다. 조금만 뛰어도 숨이 턱까지 차오르며 죽을 것 같은데 어떻게 강도 높은 운동을 소화할 수 있겠는가?

운동을 통해 아름답고 건강한 몸을 만들고 싶다면 우리 몸에 무리를 주지 않으면서 앞으로 하게 될 다양한 운동법을 잘 소화할 수 있도록 먼저 기초 체력을 키우는 것이 중요하다. 그러므로 다이어트를 하겠다고 결심했다면 처음부터 강도 높은 운동으로 날씬해지겠다는 욕심을 버리고 기본적인 몸과 체력을 만드는 데 시간을 더 할애하여야 한다.

걷기부터 시작해서 빨리 걷기, 천천히 달리기, 달리기 순으로 점점 그 강도를 높인다. 그렇게 해서 30분을 쉬지 않고 달릴 수 있게 되면 본격적인 운동에 들어갈 정도의 체력이 준비되었다고 볼 수 있다. 그 이후에는 본 운동에 활용될 몇 가지 기본 동작을 충분히 연습한다. 이 과정을 통해 우리는 심장 기능을 강화시켜 앞으로 하게 될 강도 높은 운동도 잘 수행할 수 있는 기본기를 다지는 것이다.

또 하나, 기초 체력을 키우는 준비 단계라고 하지만 안 하던 운동을 시작하는 것이니만큼 관절이나 근육에 무리를 줄 수 있고, 이 때문에 크고 작은 부상을 입을 수 있으니 운동 전후로 간단한 스트레칭을 하는 것도 잊지 말자(스트레칭은 실행기에서 제시되는 동작을 참고로 한다).

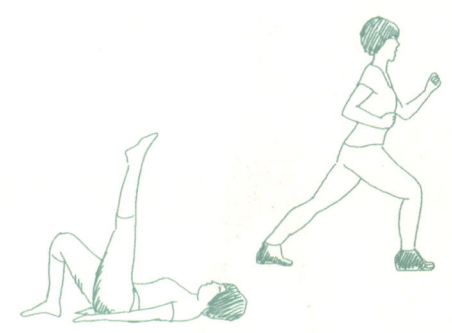

본 운동에 들어가기 앞서
유산소 운동의 효과를 높이는 체력 훈련 동작

충분히 연습한 후 본 프로그램에 들어가면 체지방을 태우는 효과를 극대화할 수 있다. 쉬지 않고 연속으로 10회씩 하면 더 좋다. 이때 실내운동화 착용은 필수! 그래야 발목 관절을 보호할 수 있다.

양팔 벌려 뛰기

바른 자세로 정면을 보고 서서 다리와 양팔을 벌리며 뛴다. 점프하며 양팔을 몸 옆에 붙이고, 다시 점프하며 다리를 벌리고 양팔을 들어 올려 양손 등이 닿도록 팔을 늘린다. 몸과 시선이 정면을 향하도록 하고 처음 자세로 돌아가 반복한다.

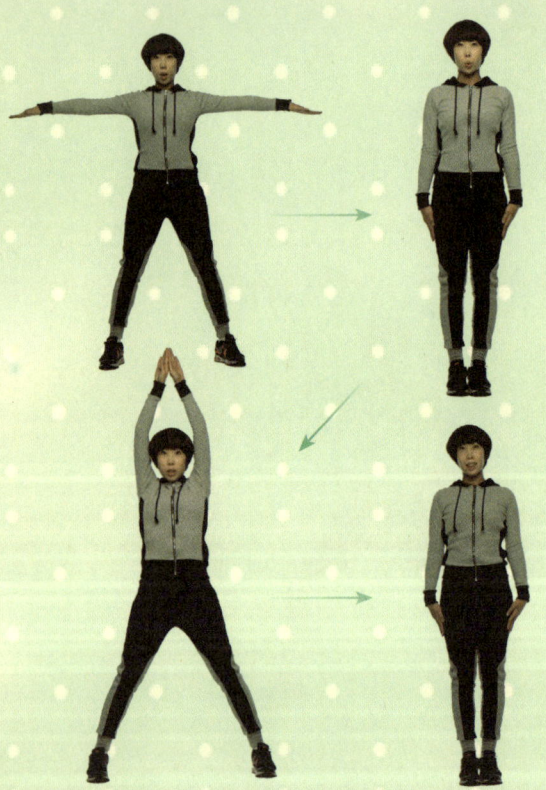

무릎을 모아 살짝 구부린다. 등을 곧게 편 상태에서 뛰어올라 다리를 양옆으로 벌리고, 시작 자세로 돌아와 반복한다.

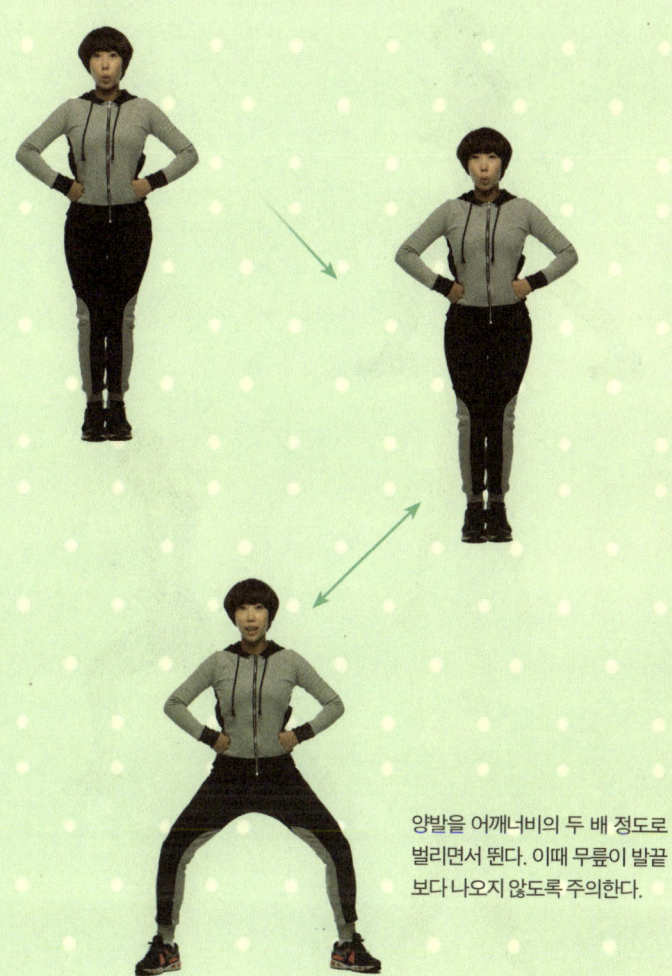

양발을 어깨너비의 두 배 정도로 벌리면서 뛴다. 이때 무릎이 발끝보다 나오지 않도록 주의한다.

점프하며 한 발을 멀리 내딛는다. 재빨리 점프하며 발을
바꾸어 하기를 반복한다.

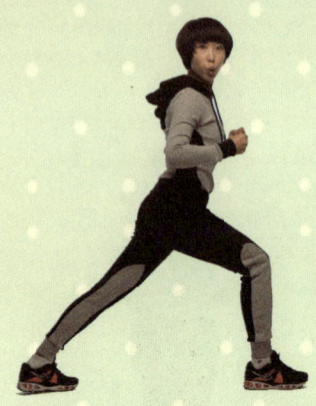

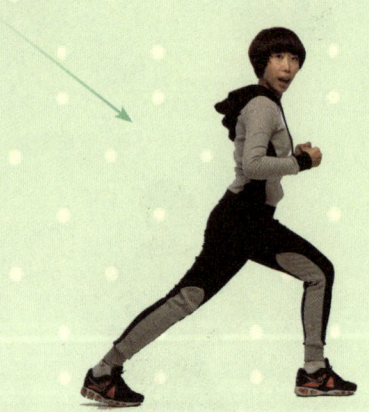

점프하며 무릎을 높이 들어올렸다가 내린다. 다시 점프하며 반대편 무릎을 들어올렸 내리기를 반복한다.

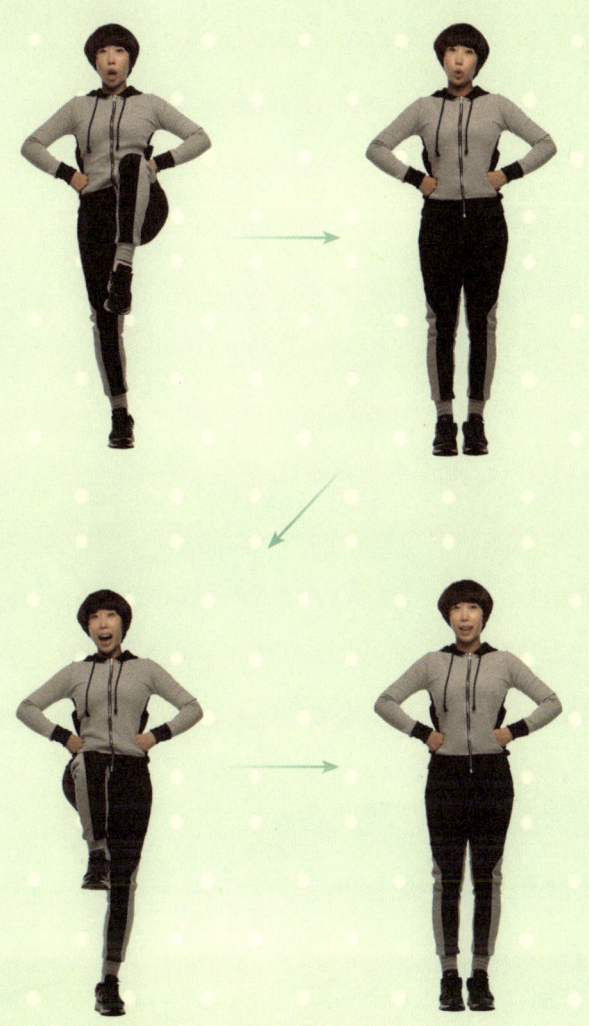

103

이제는 구체적인 목표를 세우고 그에 맞는 식단과 운동 프로그램을 적용하여 실행할 차례이다.

다이어트에 실패하는 사람들은 실천하지 않으면서 핑계가 많고 목표를 잘 잊는다. 그러므로 최종 목표에 도달하기 위해서는 밑그림을 철저히 그리고, 만족스러운 결과를 얻게 될 때까지 꾸준히 실행하는 것이 중요하다.

5장

이제 달리는 거야!

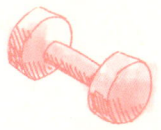

본격적인 식이요법과 운동에
들어가기 전에 확인하자!

‖ 목표를 점검하고 기록하라.

나의 현재 체중? 63킬로그램

체질량지수로 알아본 나의 비만 정도? 23.42 (과체중-위험 수준)

나에게 이상적인 표준 체중? 57.6킬로그램

나의 희망 체중? 48킬로그램(이것은 어디까지나 희망 체중)

‖ 다이어트의 최종 목표

체중을 10킬로그램 감량하여 숨어 있는 바디 라인을 살린다. 그리고 건강을 회복하여 자존감을 높인다.

‖ 실현 가능한 단계별 목표 구체적으로 정하기

희망 체중에 집착하지 말고 몸에 무리가 가지 않도록 실현 가능한 단계별 체중 감량 목표치를 정하고 이에 맞게 식이요법과 운동을 적용하여 건강하게 살을 빼도록 한다.

1단계 체중 감량

– 59킬로그램까지 감량(현재 체중에서 2주 안에 4킬로그램 감량)

• 짧은 기간에 4킬로그램 이상 체중을 감량하게 되면 몸에 무리가 따르므로 한 단계 한 단계 순차적인 계획을 세워 실행한다.

2단계 체중 감량

– 55킬로그램까지 감량

• 원하는 만큼 1차 체중 감량이 이루어져 유지되고 있다면 시간을 더 할애하여 4킬로그램을 추가로 감량하기 위해 다이어트를 지속한다.

최종 체중 감량

– 52킬로그램

• 표준 체중에서 조금 더 감량하는 것을 최종 목표로 정했다. 방송 출연 시 화면에서 더 살찌게 보이는 것을 감안한 것이다. 이렇게 해서 최종 목표 체중에 도달했다면 더 감량하려 들지 말고, 체중을 유지 관리하는 데 주력한다.

1단계, 2단계 체중 감량을 거쳐 최종 목표 체중에 도달하려면 그에 맞는 구체적인 실행 계획을 세워 지켜나가야 한다. 준비기에서 유산소 운동과 유연성 운동으로 기초 체력을 다지고 잘못된 생활 습관과 식사 습관을 고쳤다면 실행기에서는 더욱 구체적인 프로그램 안에서 강도 높은 운동과 식이 요법을 적어도 2주에서 2~3개월은 지속해야 눈에 띄는 효과를 볼 수 있다.

다이어트에 성공하려면 일정 기간은 강도 높은 트레이닝이 뒤따라야 한다. 보통 운동을 시작해서 조금씩 우리 몸의 변화를 느끼기 시작하는 것이 작게는 2주이지만 3개월에서 6개월까지 걸릴 수도 있다. 인간의 노화된 세포가 사라지고 재생되기까지 1년이라는 시간이 걸린다니 원하는 결과가 2, 3주 안에 나타나지 않는다고 해서 좌절하지 말자. 더욱 짧은 시간 안에 내 몸의 라인을 찾기 위해서는 우선 8주를 투자하자. 제대로만 한다면 짧은 시간에도 짜릿한 기쁨을 경험하게 될 것이다.

또 처음에 계획했던 대로 되지 않아 중간에 다이어트를 중단하게 되었다고 좌절하지 말자. 다시 하면 된다. 다이어트는 평생의 숙제다. 오늘 못하면 내일 다시 하면 되니 섣부른 좌절은 금지다. 끝까지 버티고 질기게 가는 사람이 결국은 성공한다. 단 한 번이라도 성공을 맛보고 내 몸의 변화를 확인하게 된다면 누가 시키지 않아도 즐겁게 다이어트를 하게 될 것이다.

다이어트에 성공하는 길이 멀고도 험하다지만 4~8주를 투자하여 한 번이라도 성공의 기쁨을 맛보게 된다면 그것으로 절반의 성공은 이룬 셈이다. 하지만 운동을 시작하여 최소 1년 정도는 되어야 확실한 변화를 느낄 수 있다는 것을 반드시 기억하자. 내 몸을 살리는 건강한 다이어트는 단기간에 얼마나 살을 빼느냐보다 얼마나 오래 유지하느냐에 달렸다.

‖ 실행기에 겪게 되는 고비 넘기기

정체기 극복

어느 정도 체중 감량을 통한 몸의 변화를 경험하고 나면 기쁜 마음에 더 열심히 다이어트에 임하게 된다. 먹는 것도 더 조심하고 운동도 더 열심히 하게 된다. 그럼에도 체중 감량이 원하는 만큼 쉽게 이루어지지 않는 순간이 있다. 그때 다이어트를 그만두고 싶은 욕구가 마구 솟아난다.

그런데 알고 보니 이건 너무나도 자연스러운 결과란다. 우리 몸은 외부에서 들어오는 새로운 자극에 처음에는 금세 반응하여 변화를 보이지만 어느새 적응하고 나면 그 상태를 유지하려는 특성이 있다. 이것을 항상성이라고 하는데 바로 정체기를 만드는 원인이 된다. 땀 흘려 열심히 다이어트를 하다 보면 누구에게나 이런 정체기가 오게 마련이다.

이때 우리 몸도 한 단계 더 업그레이드되기를 원한다는 긍정적인 신호로 받아들이자. 운동법을 바꾸고, 강도를 조절하는 등의 크고 작은 변화를 주면 충분히 극복할 수 있다. 이 정체기를 극복하고 올라서야 우리는 희망 체중과 멋진 S라인 몸매에 한 발짝 가까이 갈 수 있다.

오히려 살이 찌는 경우

'뭐야? 제대로 한다고 해 봐도 소용없는 거야?'

열심히 다이어트를 하는 데도 몸은 더 불어나는 느낌이 들 때가 있었다. 한숨이 나왔다. 하지만 이 또한 올바른 다이어트를 하고 있다면 누구나 경험할 수 있는 통과의례란다. 열심히 운동하다 보면 근육량이 증가하기 때문에 일시적으로는 몸무게가 늘어날 수 있고, 몸도 더 좋아 보이게 된다. 하지만 장기적으로 보면 근육의 발달로 더 많은 열량을 소비하게 되면서 요요현상 없는 다이어트로 가는 바른길이란다.

자라 보고 놀란 가슴 솥뚜껑 보고 놀란다더니 운동을 통해 늘어난 근육에도 화들짝! 그런데 놀라운 것은 눈에 띄는 체중의 변화가 없이도 옷을 입으면 옷태가 살아나고 몸매는 더 예뻐진다는 것이다. 운동을 시작하고부터 같은 체중이라도 이전과는 다른 나를 경험하게 된다. 몸에 탄력이 생기고, 라인이 살면서 옷태가 나기 시작하는 것이다. 이럴 때는 체중계 위에 오르기보다 전신 거울 앞에 서서 자신의 달라진 몸매를 감상하고 느긋한 마음으로 다이어트를 지속하는 것이 현명한 방법이다.

‖ 꾸준히 천천히 계속되는 다이어트

다이어트를 위해 시작한 운동이 이제는 일상이 되었다. 살을 빼려고 시작한 운동으로 내 몸의 건강을 더 생각하게 되었다. 외적인 아름다움뿐 아니라 건강한 몸과 마음을 위해 반드시 해야 하는 다이어트!

1년이 넘도록 음식을 조절하고 운동을 지속해 왔다. 정체기가 찾아오면 주춤, 요요가 오면 움찔, 어쩌다 생활 방식이 한 번 무너질라치면 가슴이 덜컥! 그렇게 여러 고비를 넘기며 지금까지 왔다. 그런 내가 지금은 운동 예찬론자가 되어 다이어트는 건강과 성공을 위해 우리에게 꼭 필요하니 기쁘게 해 보자고 권하고 있다. 물론 그러기까지 시행착오도 많았다. 하지만 그것이 밑거름되어 무엇이 좋고 나쁜지 구별할 줄 아는 눈이 생겼다.

그럼 여기서 그간 내가 트레이너의 도움을 받아 실행했던 효과적인 운동법과 식단을 공개하고 함께해 볼 것을 제안한다. 권진영이 했으니 누구나 할 수 있다. 아무것도 안 하고 신세 한탄만 하고 있다면 지금 당장 생각을 바꾸어 조금만 더 노력해보자. 잘만 하면 내 몸에도 라인이 있다는 것을 발견하며 거울 앞에서 회심의 미소를 짓게 될 것이다.

8주라는 길지 않는 시간을 통해 맛보게 되는 성공의 기쁨이 결국 나를 끊임없이 움직이게 하는 원동력이 되었던 것처럼 수많은 다이어터들이 최후의 승자가 될 수 있도록 도울 것이다.

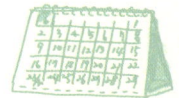

이렇게 먹어 봐!

권진영의 건강한 다이어트 식단

세상에는 맛있는 음식이 넘쳐나고 살아 있다면 먹는 즐거움을 포기할 수 없다. 그러니 다이어트를 한답시고 늘 닭가슴살에 채소만 먹으라면 여간 곤욕스럽지 않을 것이다. 하지만 먹는 것을 조절하고 줄이지 않으면 다이어트에 실패할 확률이 높아진다. 또 살을 뺐다고 해도 요요가 찾아오게 된다. 그러니 건강하고 날씬한 몸을 만들려면 운동과 더불어 식이요법이 반드시 병행되어야 한다.

굶는 다이어트는 절대 금물! 규칙적으로 영양소를 골고루 섭취할 수 있도록 해야 한다. 앞에서 알아보았듯이 다이어트 식단은 특별하다. 단백질, 탄수화물, 비타민, 미네랄을 골고루 섭취할 수 있어야 하고 달고 짜고 매운맛을 내는 당분이나 소금의 양은 되도록 줄여야 한다. 또 신선한 채소와 과일은 충분히 먹어 배고프지 않게 하는 것도 중요하다. 물론 현재 체중과 목표 체중의 격차가 클 때는 식단 또한 더욱 구체적일 수밖에 없다. 1차 목표 체중에 도달할 때까지 적어도 4주에서 8주간은 이대로 지켜보자.

체중 감량을 위한 8주간의 집중 다이어트 식단

매끼 250~300칼로리 정도임

아침	식빵 1조각과 사과 1/2개 식빵 1조각과 바나나 1개 고구마 1개와 삶은 달걀 2개(흰자만) 크루아상 1개 바게트 빵 2조각	
오전 간식	드링킹 요구르트 또는 떠먹는 요구르트 또는 방울토마토 10알	
점심	현미밥 1/2공기와 채소 (비빔밥) 현미밥 1/2공기와 닭가슴살 (볶음밥) 현미밥 또는 잡곡밥과 참치구이 불고기 1/2인분과 현미밥 참치 샌드위치와 아메리카노 커피와 샐러드	중 택 1
오후 간식	무가당 오렌지 주스 포도 주스 토마토 주스 각종 잎차(홍차, 둥굴레차, 보이차, 녹차 등) 방울토마토 10알 바나나 1개	
저녁	저지방 우유 또는 무첨가 두유 닭가슴살 샐러드 잔치국수 1/2인분과 달걀흰자 2개 고구마 1조각과 생 채소	

이때 지켜야 할 약속!

1 하루 총 섭취량이 1,300칼로리를 넘지 않도록 한다.

2 저 탄수화물, 고 단백질 식사를 한다(단백질은 자신이 좋아하는 것 위주로 선택-닭가슴살, 흰살생선, 소고기, 두부 등).

3 비타민과 무기질이 풍부한 채소를 많이 먹는다(브로콜리, 파프리카, 피망, 양파, 양상추, 적채, 오이, 당근 등, 특히 브로콜리는 꼭 챙겨 먹도록 한다).

4 식이섬유가 많은 곤약, 묵, 해조류를 챙겨 먹는다.

5 물은 하루에 2.5~3리터 마시도록 한다(억지로 마시는 것은 금물).

6 간식은 오전과 오후 두 차례 공복감을 달래주는 저열량 식품으로 챙겨 먹는다.

7 식사 전후로 20분간 수분 섭취를 피하도록 한다.

8 외식할 때 국, 찌개, 탕은 절대 금지 한다.

칼로리표를 첨부하니 제시된 음식 이외의 것을 섭취할 때에 참고하도록 한다. 그러나 열량이 낮더라도 GI(당지수)가 높을 수 있으니 꼼꼼히 살펴보고 먹는 것이 중요하다. 특히 열량이 높은 중식, 양식은 한 끼에 700~800칼로리가 넘으니 주의하고 외식할 때는 보통 600칼로리는 거뜬히 되니 될 수 있는 대로 삼가도록 한다.

GI란 Glycemic Index의 약자로 '당지수'라 하며 탄수화물에 들어 있는 당질의 양을 기초로 혈당치 상승률을 비교한 값이다. 모든 탄수화물은 체내에서 포도당으로 변하여 흡수되는데 포도당의 혈당 상승치를 100으로 놓고 각 식품을 섭취했을 때의 혈당치 상승률을 수치로 표시한 것이다.

당지수가 높은 음식을 섭취하면 인슐린 분비가 많아져 지방을 많이 축적하게 되므로 당지수가 60 이상이 되는 식품은 될 수 있는 대로 피하는 것이 좋다. 즉, 혈당지수가 높은 식품은 단순 당과 전분 함량이 높고 식이섬유가 낮은 식품들로 식빵, 시리얼, 국수, 과일, 음료, 백미 등이 이에 해당한다. 이러한 식품들은 소화가 빨리 되기 때문에 혈당이 빠르게 상승하여 건강을 해칠 수도 있고, 혈당의 상승 후에는 급격한 하강이 따르므로 저혈당으로 이어져 배고픔을 유발하고 간식을 먹도록 유도한다. 만약 이 과정이 반복된다면 필요 이상의 당을 몸에 축적하게 되어 지방으로 저장되는 것이다.

그에 비해 혈당지수가 낮은 식품은 가공되지 않은 자연식품으로 채소, 과일, 콩, 현미 등과 같이 풍부한 섬유질이 있어 공복감을 채워준다. 그러므로 다이어트를 할 때는 특히 당지수를 높이는 단순 당과 전분이 함유된 빵이나 과자류 등을 피하고 대신 순수 통 곡물로 만들어진 식품이나 견과류를 선택하는 것이 좋다.

식품별당지수

GI가 높은 식품 70 ↑	GI가 보통 식품 55~69	GI가 낮은 식품 55 ↓
바게트(92) 쌀밥(92)	카스테라(69) 보리밥(66)	바나나(52) 포도(46)
도넛(86) 떡(85)	파인애플(66) 파스타(65)	양배추(26) 땅콩(14)
감자(85) 우동(85)	호밀빵(64) 아이스크림(63)	사과(36) 귤(33)
찹쌀(80) 옥수수(75)	치즈피자(60) 패스츄리(59)	토마토(30) 토마토(30)
라면(73) 팝콘(72)	머핀(59) 고구마(55)	우유(25) 미역(16)

다이어트를 할 때 알아두면 좋은 식품의 열량

식품	칼로리(칼로리)	식품	칼로리(칼로리)
닭가슴살 1토막	74	블랙커피 1잔	5
달걀 1개	80	녹차 1잔	3
고등어 1토막	122	홍차 1잔	1
연어 1토막	113	두유 200밀리리터	118
게 1마리	128	우유 200밀리리터	120
갈치 1토막	44	요구르트 150밀리리터	97
꽁치 1토막	105	치즈 1장	58
굴비 1토막	71	사과 1개	119
전복 1개	106	배 1개	210
된장 1큰술	24	바나나 1개	126
콩 1봉지	32	딸기 10개	52
밤 3개	48	포도 1송이	139
호두 1개	52	귤 1개	62
아몬드 10개	60	자몽 1개	50
두부 한 모	170	토마토 1개	56
요구르트 1개	55	고구마 1개	175

- 다이어트에 좋은 식품의 열량을 알면 나름대로 식단을 짤 수도 있다. 건강을 위해 하는 다이어트니만큼 즐겁게 할 수 있도록 자신이 좋아하는 식품을 골라 식단을 짜보는 것도 좋다.

나만의 식단 짜기

구분	월	화	수	목	금	토
아침						
오전 간식						
점심						
오후 간식						
저녁						

알아두면 좋은 다이어트 상식

• **다이어트에 좋은 견과류**

올리브기름과 견과류를 섭취하는 것이 저지방 다이어트 식단을 하는 것보다 심장질환의 위험을 낮추는 데 효과적이라는 연구 결과가 있다. 버터와 같은 포화지방을 대신해 올리브기름을 쓰고, 아몬드, 헤이즐넛, 호두 같은 견과류를 간식이나 샐러드 토핑으로 활용하면 좋으니 꼭 챙겨 먹자.

‖ 맛 좋고 영양 좋은 다이어트 레시피!

패대기 페이퍼(약 70킬로리)

 재료 | 라이스페이퍼 6장, 꿀 적당량

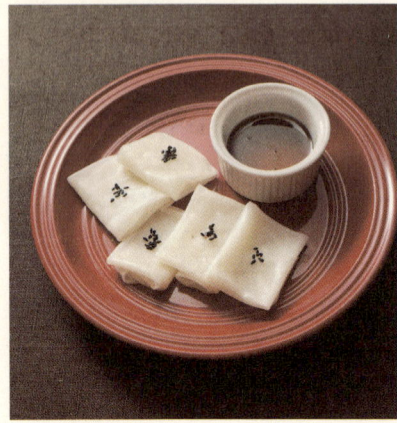 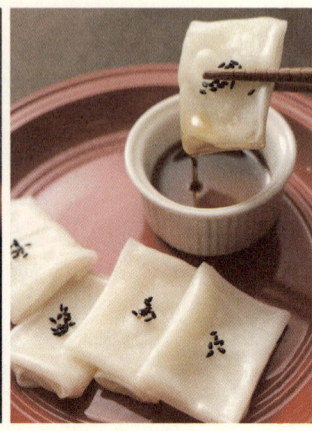

만드는 방법

1 라이스페이퍼를 더운물(40℃를 넘지 않도록 함)에 3분 정도 불린다.

2 라이스페이퍼를 건져 넓은 접시에 패대기친다.

3 패대기친 라이스페이퍼를 꿀에 찍어 먹는다.

KBS 해피투게더에 출연해 야간매점이란 코너에서 소개한 메뉴다. 밤참으로 꿀떡이 생각날 때 활용해 보면 좋다. 라이스페이퍼는 1장에 5칼로리밖에 되지 않아 다이어트를 할 때 각종 채소와 함께 쌈으로 먹으면 좋다.

닭가슴살 현미볶음밥 (약 300칼로리)

🍴 **재료** | 현미밥 250g, 닭가슴살 50g, 양파 50g, 당근 30g, 버섯 30g, 달걀 1개, 들기름 1/2큰술, 후추 약간

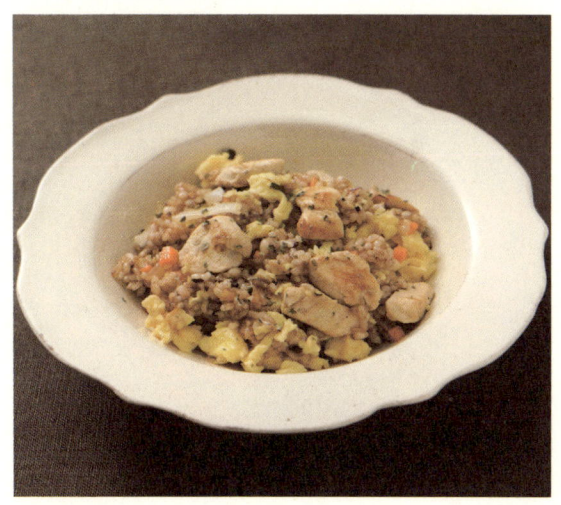

만드는 방법

1 닭가슴살을 깨끗이 씻고 먹기 좋은 크기로 잘게 자른다.

2 양파, 당근, 버섯을 씻어 닭고기와 같은 크기로 자른다.

3 달군 팬에 달걀 푼 것을 넣고 빠르게 스크램블 한 뒤 덜어낸다.

4 팬에 들기름을 두르고, 닭고기와 채소를 넣고 볶는다.

5 닭고기가 어느 정도 익으면 현미밥과 미리 익혀둔 달걀을 넣고 후춧가루를 뿌려 모든 재료가 잘 어우러지도록 섞어 볶는다.

들기름을 사용하면 퍽퍽한 닭가슴살을 더 부드럽게 먹을 수 있어 좋다. 또 소금을 넣지 않아도 채소에서 우러난 달콤한 맛과 들기름의 고소한 맛이 어우러져 간이 맞추어진다. 점심 도시락으로 주로 이용했으며 식후 오렌지나 자몽과 같은 상큼한 과일을 디저트로 곁들인다.

훈제연어샌드위치(약 250칼로리)

재료 | 훈제연어 100g, 토마토 70g, 양상추 30g, 양파 30g, 겨자소스 1/2큰술, 호밀빵 100g

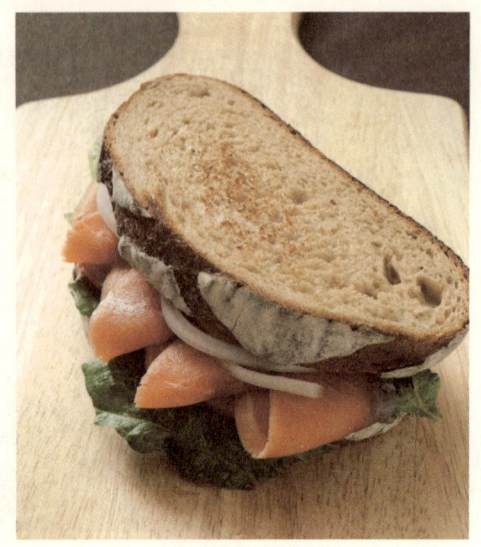

만드는 방법

1 훈제 연어는 종이 타월을 이용해 기름을 빼서 준비한다.

2 양상추는 씻어 먹기 좋은 크기로 자르고 물기를 뺀다.

3 토마토와 양파는 얄팍하게 썰어 준비한다.

4 살짝 구운 호밀빵에 겨자소스를 살짝 바른다.

5 빵 위에 양상추, 토마토, 연어, 양파를 올리고 나머지 빵으로
  덮어 가볍게 누른다.

완성된 샌드위치는 비닐랩으로 싸 두었다가 점심 대용으로 먹으면
좋다. 이때 오렌지주스, 키위주스, 두유와 함께 먹으면 영양 면에서도
알찬 한 끼 식사가 된다.

두부 달걀찜(약 150칼로리)

재료 | 달걀 3개, 두부 1/4모, 맛술 1/2 작은술, 녹차 우린 물 1/2컵, 다시마, 당근, 소금 약간

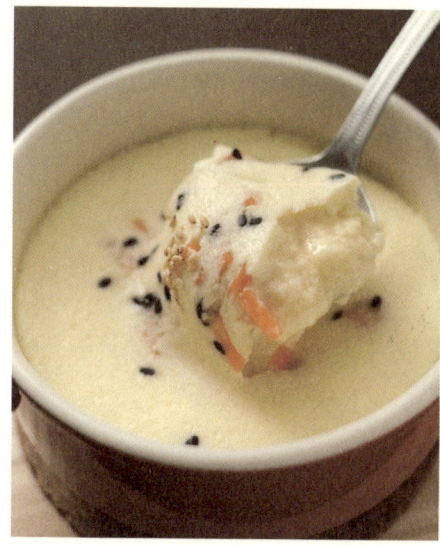

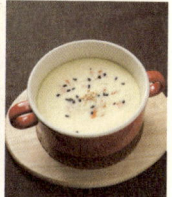

만드는 방법

1 다시마를 썰어 녹차 우린 물 1/2컵에 담가 우려낸다.

2 달걀에 다시마 우린 물을 붓고 맛술과 소금을 넣어 섞는다.

3 두부는 체에 곱게 으깨고, 당근은 씻어서 작게 썰어 준비한다.

4 달걀 푼 물에 으깬 두부를 넣어 담고 찜통에 5분간 찐다.

5 썰어 놓은 당근을 고명으로 올리고, 5분간 더 찐다.

녹차나 다시마 우린 물을 사용하면 달걀찜의 맛을 깔끔하게 한다. 특히 녹차는 지방을 태우고 콜레스테롤의 배설을 촉진하는 성분을 함유하고 있어 다이어트에 도움이 된다.

샤부샤부 토스트(약 300칼로리)

재료 | 호밀빵 1개, 쇠고기 샤부샤부용 100g, 양파 30g, 양상추 1장, 소스(간장 1작은술, 식초 1/2 작은술, 설탕 1/3 작은술, 참깨 1/2 작은술)

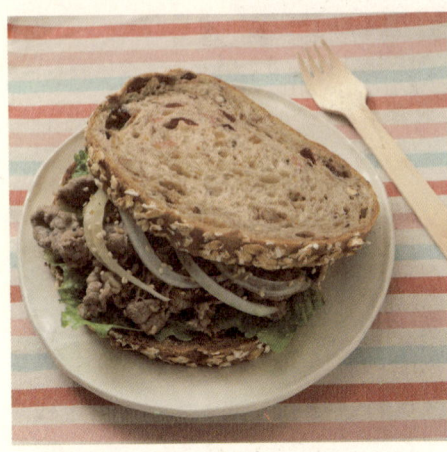
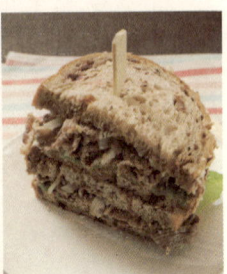

만드는 방법

1 끓는 물에 샤부샤부용 쇠고기를 살짝 데치고, 얼음물에 담가 기름기를 뺀 후 물기를 제거한다(고기를 데칠 때, 청주나 맛술을 약간 넣어주면 고기 잡냄새를 제거할 수 있다).

2 양파는 채 썰어 찬물에 5분간 담가 두었다가 건져 물기를 뺀다.

3 양상추는 씻어서 먹기 좋은 크기로 자른다.

4 토스터에서 3분간 구운 호밀빵 위에 양상추, 쇠고기, 양파를 차례로 올린다.

5 소스 재료를 한데 섞고 토스트 위에 뿌린다. (소스에 겨자를 약간 넣어줘도 맛이 잘 어울린다.)

기름기를 제거해 쇠고기의 콜레스테롤을 낮추어 담백한 토스트를 맛볼 수 있다. 이때 토마토주스나 오렌지주스와 함께 먹으면 영양 면에서도 좋다.

비타민C가 풍부한 토마토 두유 라씨

재료 | 두유 50ml, 두유 요구르트 200ml, 방울토마토 7개, 아가베시럽 1큰술(생략 가능), 얼음 적당량

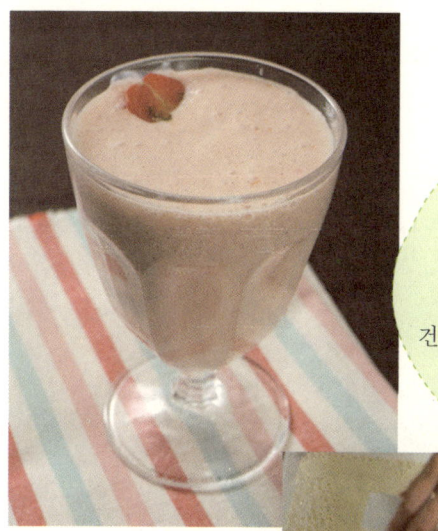

라씨는 인도에서
즐겨 마시는 음료란다.
두유를 활용해
건강음료로 만들어 먹으면
건강과 다이어트에도 효과적이다.

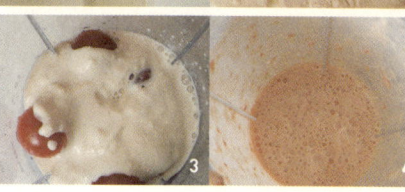

만드는 방법

1 두유 1000ml에 유산균 가루 5g을 넣고 잘 섞은 뒤 실온에서 24시간 발효시킨다.

2 순두부처럼 응고되면 냉장고에 넣어 보관한다.

3 두유 요구르드와 도마도, 두유, 시럽을 믹서에 함께 넣고 간다.

4 기호에 따라 얼음을 넣어 시원하게 먹는다.

‖ 먹고 싶은 음식은 모두 다 먹는 똑똑한 대체법!

스파게티가 먹고 싶을 때!

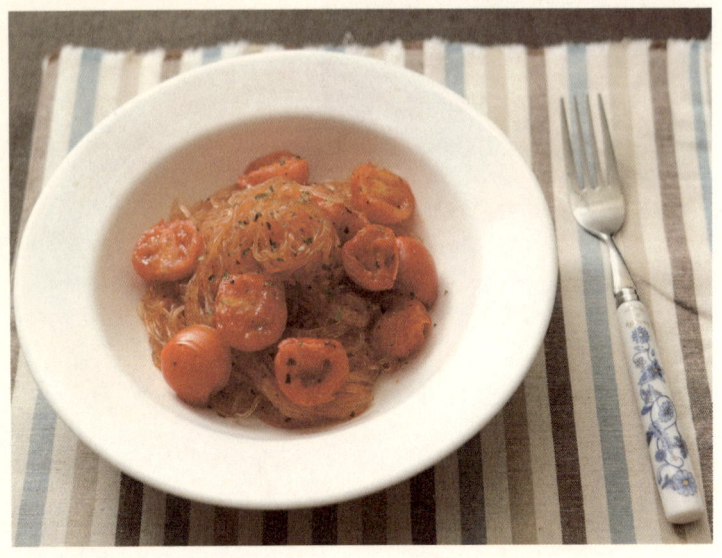

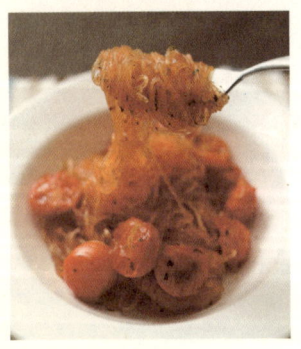

스파게티 면을 곤약으로 하고 소스는
방울토마토를 듬뿍 넣어 심심하게 대체

후루룩~ 후루룩~
칼로리 걱정 없는 곤약 스파게티!
실곤약 대신 당면이나 천사채를
활용해도 좋다.

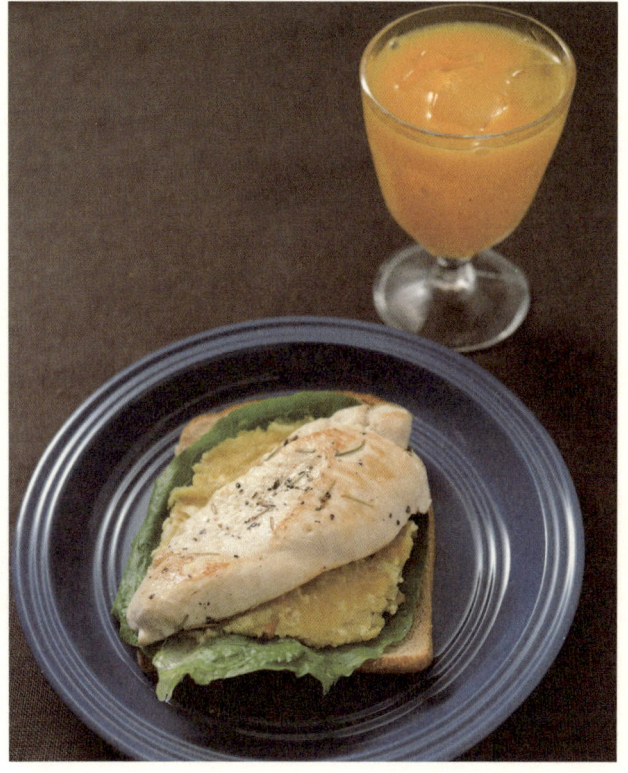

부드러운 식빵 대신 거친 호밀빵에
닭가슴살 패티를 넣은 웰빙 샌드위치로 대체

닭가슴살을 구울 때 소금을 사용하는 대신 레몬을 올려
함께 구우면 신맛으로 간을 맞출 수 있다. 다양한 허브를
듬뿍 뿌려주면 닭고기 특유의 냄새를 제거할 수 있다.

되직한 패밀리레스토랑 샐러드가 먹고 싶을 때

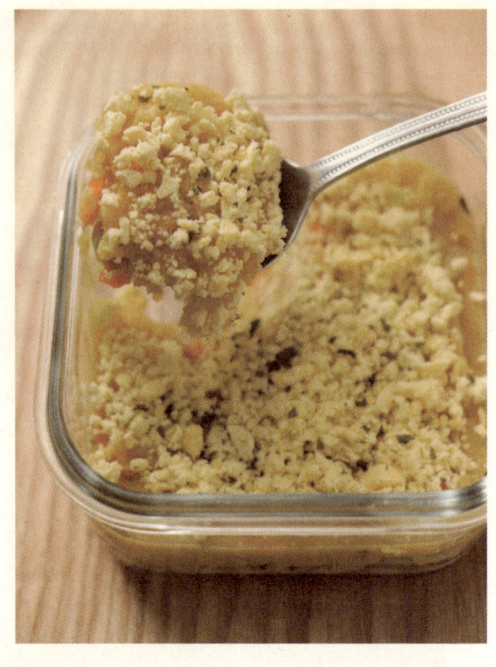

으깬 고구마에 각종 채소와 플레인 요구르트를
섞어 만든 고구마 샐러드로 대체

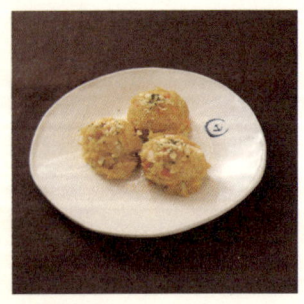

달콤한 고구마로 빵과 케이크의
유혹으로부터 멋지게 탈출!

삶은 고구마는 뜨거울 때 으깨주고
이때 우유나 두유를 소량 넣고 섞어줘도
깔끔한 고구마 샐러드가 완성된다.

닭가슴살에 새콤달콤 케첩을 곁들여 먹고 싶을 때

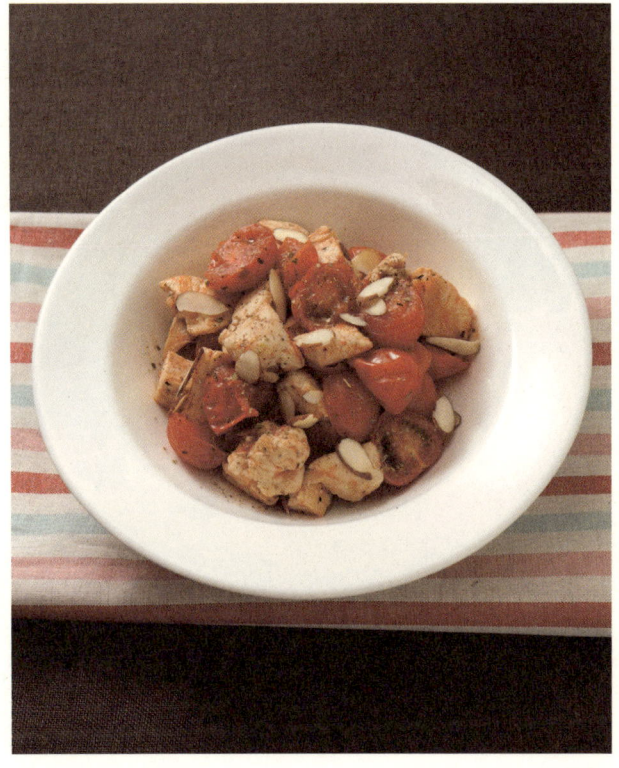

방울토마토를 익혀 함께 볶는 것으로 대체
볶은 뒤에 다진 견과류를 뿌려줘도 좋다.

최화정 언니의 동안 비법은 바로 토마토!
토마토를 익혀 먹는 것이 최고란다.

‖ 맛있는 해독주스 '영스직빵주스'

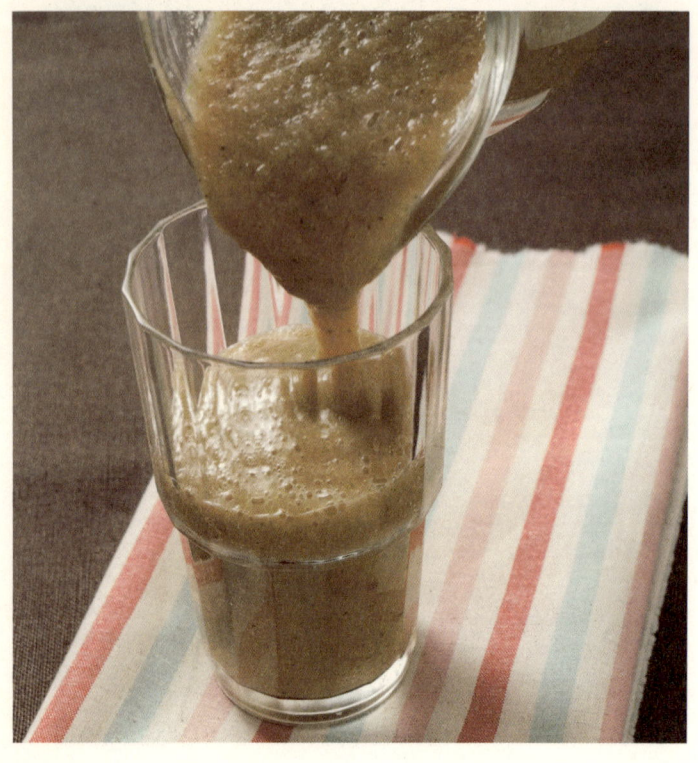

해독주스는 브로콜리, 당근, 양배추, 토마토 등의 채소를 삶은 후 과일과 함께 갈아 마시는 건강주스를 말한다. 일명 마녀주스, 마녀수프라는 이름으로 알려지기도 했다.

채소나 과일은 햇빛을 받고 흙에 있는 영양을 흡수하며 자라는데 이때 스스로 해충이나 자외선으로부터 자신을 보호하기 위해 여러 보호 성분을 생성한

단다. 이 식물영양소를 효과적으로 흡수하기 위해 채소를 삶아서 갈아 마시는 것이다. 해독주스는 변비 예방과 치료, 면역력 강화, 고혈압, 고지혈증, 동맥경화 등 혈관계 질환 개선에 뛰어나고 다이어트에도 효과적이라고 알려졌다.

그러나 기존에 알려진 방법으로 해독주스를 만들어 먹었을 때는 먹는 것 자체가 괴롭고 오래가기 어려웠다. 그만큼 맛이 없다는 얘기다. 그래서 맛있고 몸에 좋은 나만의 해독주스를 만들어 먹었다. 일명 영스직빵주스이다. 먹으면 바로 다이어트 효과를 볼 수 있다는 의미에서 이렇게 이름 붙였다. 영스직빵주스와 함께라면 바로 화장실로 직행!

네 가지 채소를 삶아서 갈 때 요구르트 반 잔, 사과 반 개, 바나나 반 개, 삶은 닭가슴살 반 토막을 함께 넣었다. 맛없는 해독주스를 보다 쉽게 먹기 위해 여러 가지 재료를 첨가해 본 결과 얻은 레시피이다. 이렇게 하면 먹기도 좋고, 닭가슴살이 들어가 한 끼 식사로도 든든한 건강주스가 된다.

이른 아침이나 밤늦게까지 촬영이 있거나 바빠서 끼니를 거르게 될 때, 변비로 몸이 무거울 때면 이 영스직빵주스를 준비해 먹곤 했다. 그러면 공복감도 줄고 다이어트의 적인 변비로부터도 자유로울 수 있었다.

보통 전문가들이 말하는 해독주스는 다이어트를 할 때 식전에 먹는 것이 좋다. 최소 3~6개월은 꾸준히 하루에 두 번 마시라고 권한다. 그러나 나의 의견으로는 이 또한 지나치게 의존하면 원푸드 다이어트와 같이 영양상의 불균형을 가져와 지속할 수 없고 오히려 요요로 이어질 수 있다. 그러므로 자신의 생활 방식을 잘 읽고, 그것에 맞게 적절히 활용하여 몸에 좋은 식물영양소를 보충하는 데 활용하면 좋을 것이다.

영스직빵주스 만들기

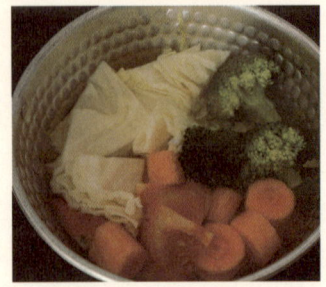

1 양배추, 브로콜리, 당근, 토마토를 준비하여 잘게 썰어, 채소가 물에 잠길 정도로만 물을 붓고, 10~15분 정도 적당히 끓인다. 이때 닭가슴살도 따로 삶아둔다.

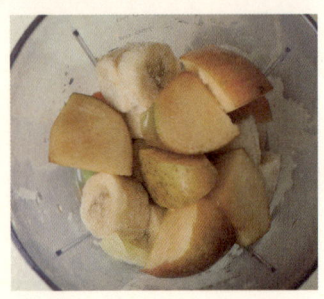

2 믹서에 삶은 채소와 삶은 물, 사과 반 개, 바나나 반 개, 삶은 닭가슴살 반 토막을 넣는다(사과와 바나나는 얼린 것을 넣어도 좋다).

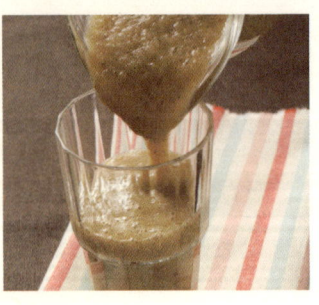

3 곱게 갈아 컵에 따라 마신다.

푸드스타일 미코유 김민지 (http://totos1207.blog.me)
음식사진 미상유 이재건 (http://misangu.kr)

영차영차 운동은 이렇게~!

나름의 전략과 작전을 잘 세워 운동한다면 같은 시간을 쓰더라도 그 효과를 배나 높일 수 있다. 본 프로그램은 누구나 집에서 손쉽게 할 수 있도록 유산소 운동과 근력 운동을 함께 결합한 형태의 순환운동으로 별도의 유산소 운동을 하지 않아도 다이어트 효과를 볼 수 있다. 또 특별히 피트니스 센터를 찾지 않아도 집에서 손쉽게 따라 할 수 있는 홈 셀프 피트니스 프로그램으로 구성되었다. 그럼 체지방을 태우고 우리 몸의 라인과 건강을 찾아가는 권진영의 다이어트 운동을 시작해 보자.

‖ 운동 순서 지키기

- 본 운동으로 들어가기에 앞서 스트레칭으로 몸을 데우고 굳어 있는 몸을 풀어준다.
- 유산소 운동과 근력 운동이 하나로 결합한 본 운동은 운동 횟수와 세트를 확인하여 정확하게 숙지하고 우리 몸의 근육이 어떻게 반

응하는지 느낄 수 있도록 집중하여 실시한다.

- 마지막으로 스트레칭을 통해 뭉치고 경직된 근육을 풀어 주고 피로를 없앤다.

‖ 8주간의 집중 다이어트를 위한 본 운동 프로그램 활용법

평생 함께해야 할 다이어트에 적응하는 시기라고 할 수 있다. 8주 동안 체력을 키우고 체지방을 태워 몸매를 가다듬기 위해 매일매일 주어진 운동 프로그램을 성실히 수행하도록 한다.

월	화	수	목	금	토	일
본 프로그램 시행		동네 한 바퀴 뛰기	본 프로그램 시행			동네 한 바퀴 뛰기

본 운동 시 반드시 기억해야 할 점

- 운동 부위가 어디인지 확인하고 그 부위에 신경을 집중한다.
- 운동 시 근육이 수축하고, 이완되는 것을 느끼며 근육이 늘어나는 순간에는 한 박자 쉬고 천천히 운동을 지속한다.
- 한 세트가 끝날 때까지 운동 부위에 들어간 힘을 유지하도록 한다.
- 세트 간의 휴식은 운동 흐름이 끊기지 않도록 30초를 넘지 않도록 한다.

‖ 목표 체중에 도달하기까지 운동 프로그램 100배 활용하는 방법

제시된 운동 프로그램을 성실히 실행했다면 4주차에 분명 자신의 몸에 나타나는 변화를 감지할 수 있을 것이다. 설령 원하는 만큼 체중 감량이 이루어지지 않았다고 해도 손과 발에 혈액순환이 잘 되고, 뼈 마디마디가 시원하다는 느낌을 받게 될 것이다. 또 뭉쳤던 어혈이 조금씩 풀리면서 아랫배 쪽이 가볍게 느껴지고 얼굴빛도 환해진다. 이런 변화는 정체되어 있던 '기'가 서서히 순환하면서 에너지 증가와 노폐물 제거, 심혈관 능력 향상, 신진대사 활발, 체지방 감소와 같은 긍정적 변화로 이어졌기 때문이다.

그렇게 해서 1차 목표로 했던 체중 감량을 이루었거나 몸이 이전에 비하여 가벼워지는 것을 느낀다면 체중 감량과 더불어 몸매 라인을 잡아주는 5~8주차 실행기 프로그램에 따라 운동을 지속해 나간다. 2차 체중 감량에 도달하고 몸매 라인이 살아날 때까지 몇 주에서 몇 달간 지속해서 수행하는 것이 중요하다.

만약 1~2주차에 운동 프로그램을 원활하게 소화하지 못했거나 운동을 하고 4주 후가 지났음에도 목표로 하던 체중 감량을 이루지 못하면 4주간 운동 프로그램을 다시 반복하여 실시한다. 이때는 개별 운동 동작을 더 정확하게 하여 몸에 땀이 나고 힘겹다고 느껴져야 한다. 그 이후에는 몸매 라인을 다듬기 위한 5~8주차 운동으로 넘어가며 비로소 최종 목표 체중이 되었다면 지속해서 유지 관리하기 위해 유지기 프로그램을 시행한다.

‖ 운동 전 알아두면 유용한 우리 몸의 부위별 명칭

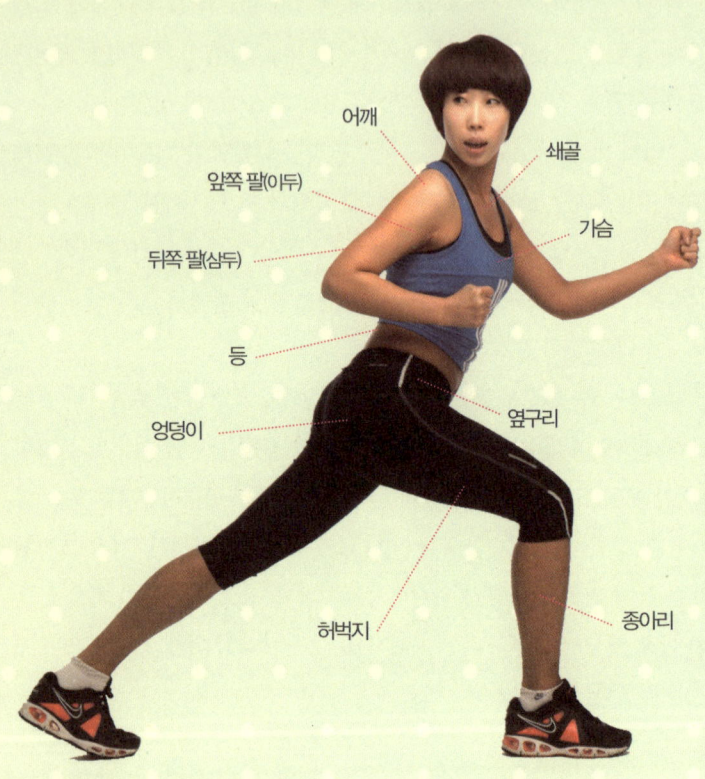

어깨
쇄골
앞쪽 팔(이두)
가슴
뒤쪽 팔(삼두)
등
엉덩이
옆구리
허벅지
종아리

‖ 운동 전 준비운동 스트레칭

본격적인 운동에 앞서 경직된 근육을 풀어 주는 유연성 운동을 한다. 스트레칭은 심장에서 먼 곳부터 하는데, 이때 지나친 스트레칭은 오히려 신체 균형을 깨트릴 수 있으니 무리하지 않는다. 될 수 있는 대로 자신이 움직일 수 있는 범위 내에서 시작해 보자. 정확한 동작이 나오지 않더라도 꾸준히 하다 보면 나도 모르는 사이에 유연성이 좋아지며 스트레칭만으로도 운동 효과를 기대할 수 있다. 각 동작은 10초 이상 유지하며 천천히 따라 한다.

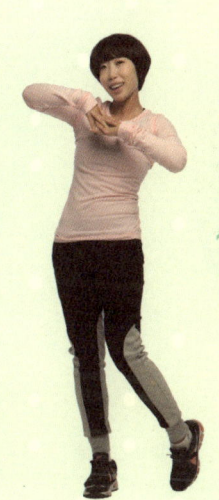
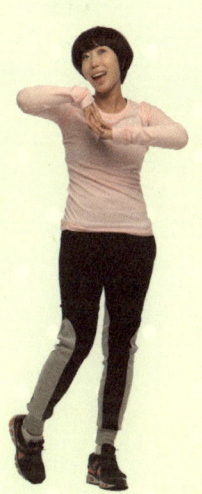

1 한쪽 발에 체중을 싣고 다른 쪽 발은 뒤꿈치를 들어 시계 방향과 반대 방향으로 10번씩 돌린다.

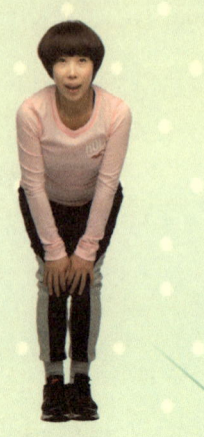

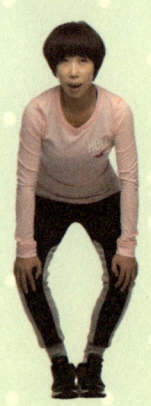

2 양발을 모으고 무릎을 구부린 채 손바닥으로 무릎을 잡고 안쪽에서 바깥쪽으로 바깥쪽에서 안쪽으로 8번씩 돌린다.

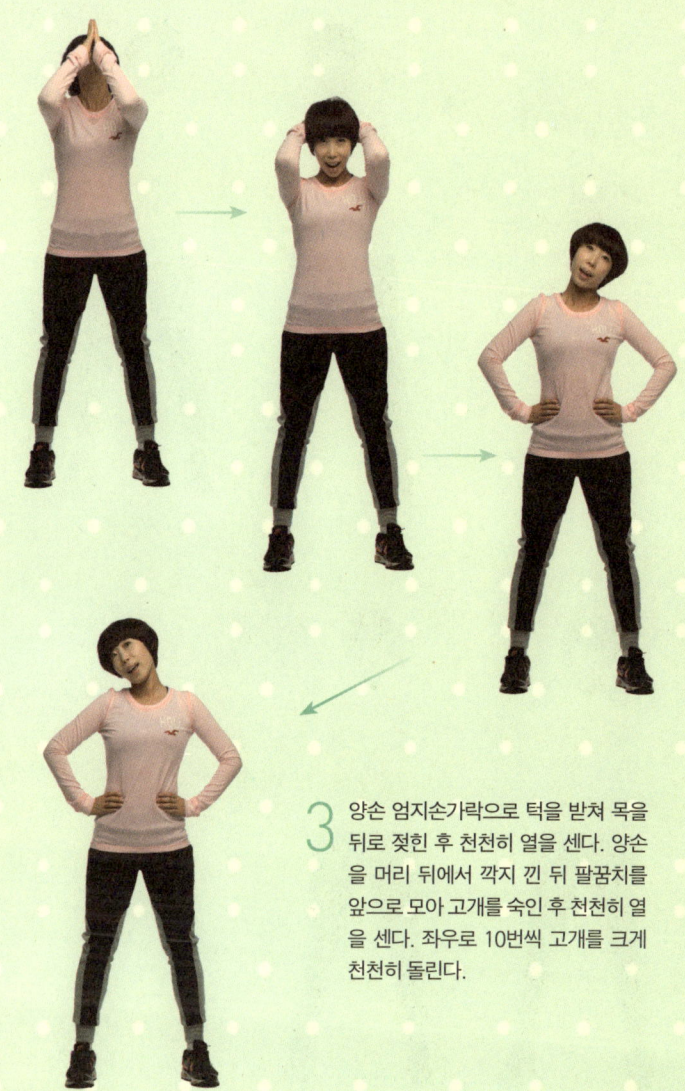

3 양손 엄지손가락으로 턱을 받쳐 목을
뒤로 젖힌 후 천천히 열을 센다. 양손
을 머리 뒤에서 깍지 낀 뒤 팔꿈치를
앞으로 모아 고개를 숙인 후 천천히 열
을 센다. 좌우로 10번씩 고개를 크게
천천히 돌린다.

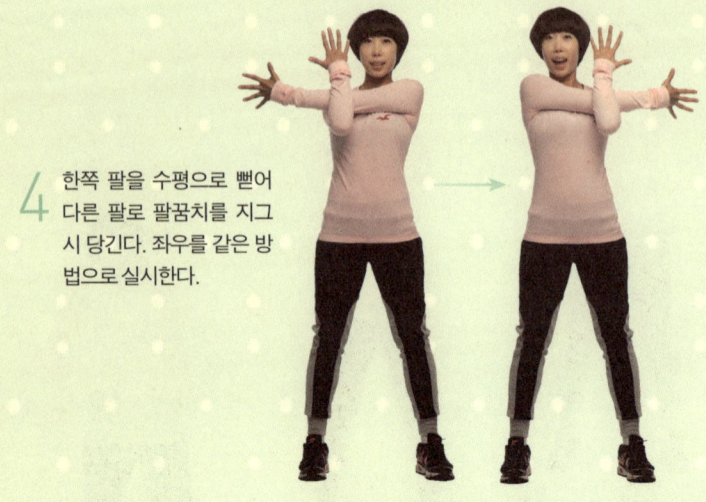

4 한쪽 팔을 수평으로 뻗어 다른 팔로 팔꿈치를 지그시 당긴다. 좌우를 같은 방법으로 실시한다.

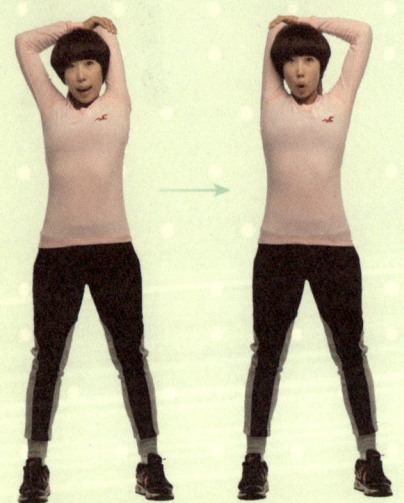

한쪽 팔을 머리 뒤로 넘겨 팔꿈치를 잡고 지그시 당긴다. 좌우를 같은 방법으로 실시한다.

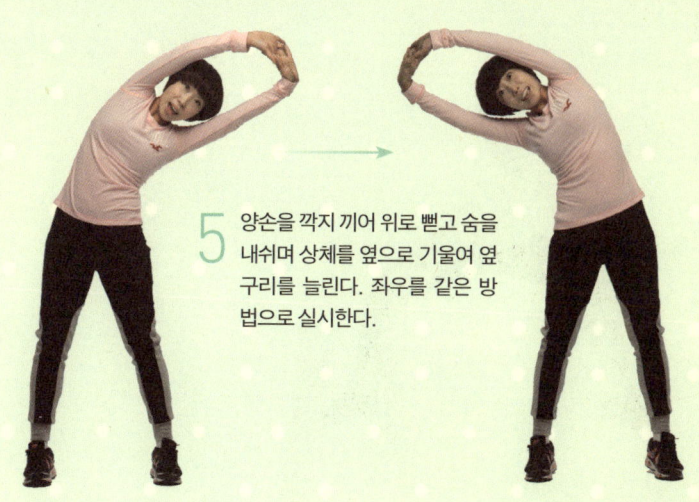

5 양손을 깍지 끼어 위로 뻗고 숨을 내쉬며 상체를 옆으로 기울여 옆구리를 늘린다. 좌우를 같은 방법으로 실시한다.

6 양쪽 무릎을 붙여서 앉았다 일어서기를 8번 반복한다. 몸을 아래로 숙이고 다리를 쭉 편다.

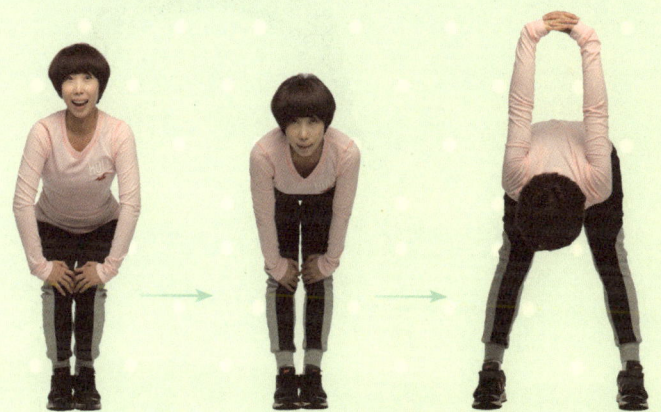

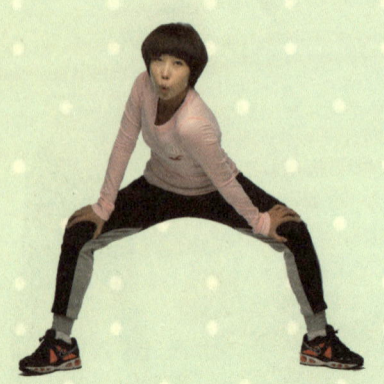

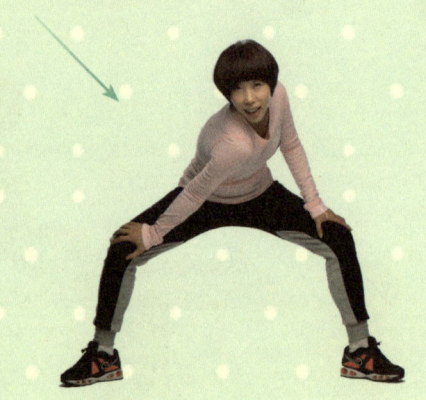

7 양발을 어깨너비 2배 정도로 벌려 구부린 채 무릎을 밀면서 상체를 튼다. 좌우를 같은 방법으로 실시한다.

‖ 운동 후 릴렉스 스트레칭

한 동작을 2~3회 반복한다.

1 엎드린 후 손으로 바닥을 밀면서 몸을 일으킨다. 고개를 뒤로 젖혀 천천히 8초간 유지한 후 다시 제자리로 돌아간다.

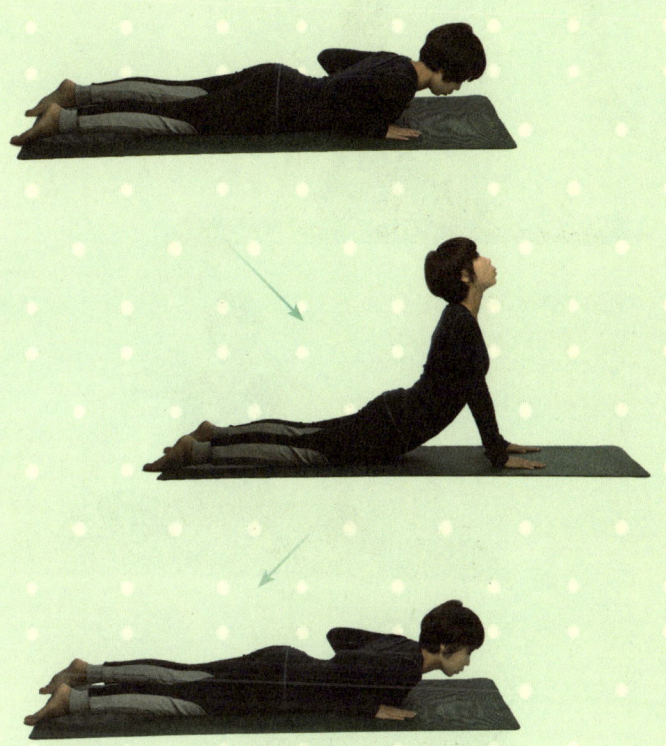

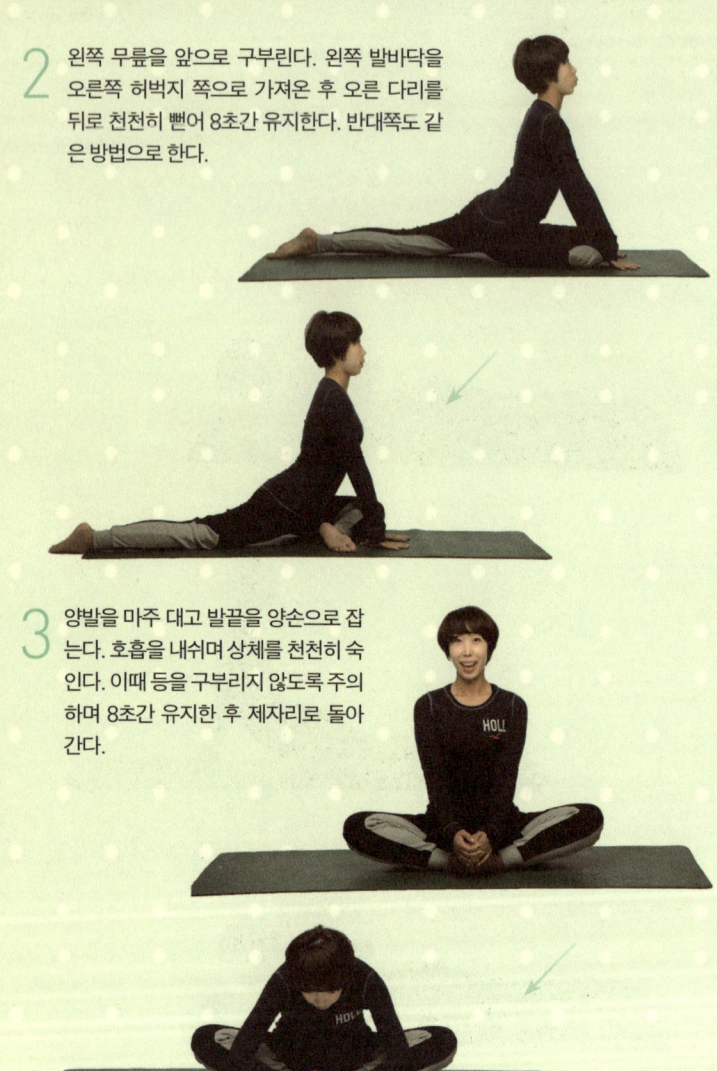

2 왼쪽 무릎을 앞으로 구부린다. 왼쪽 발바닥을 오른쪽 허벅지 쪽으로 가져온 후 오른 다리를 뒤로 천천히 뻗어 8초간 유지한다. 반대쪽도 같은 방법으로 한다.

3 양발을 마주 대고 발끝을 양손으로 잡는다. 호흡을 내쉬며 상체를 천천히 숙인다. 이때 등을 구부리지 않도록 주의하며 8초간 유지한 후 제자리로 돌아간다.

4 바닥에 누운 채 발끝을 펴고 한쪽 무릎을 접어서 가슴 쪽으로 끌
어당겨 15초간 유지한다. 반대편도 같은 방법으로 실시한다

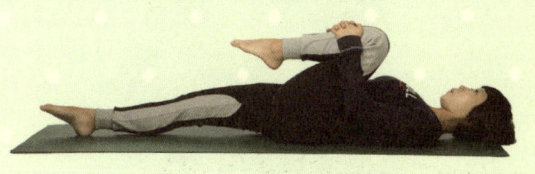

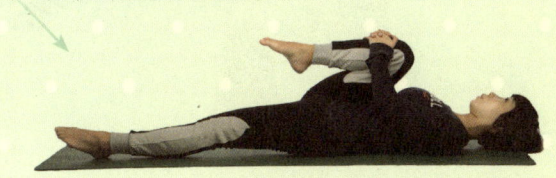

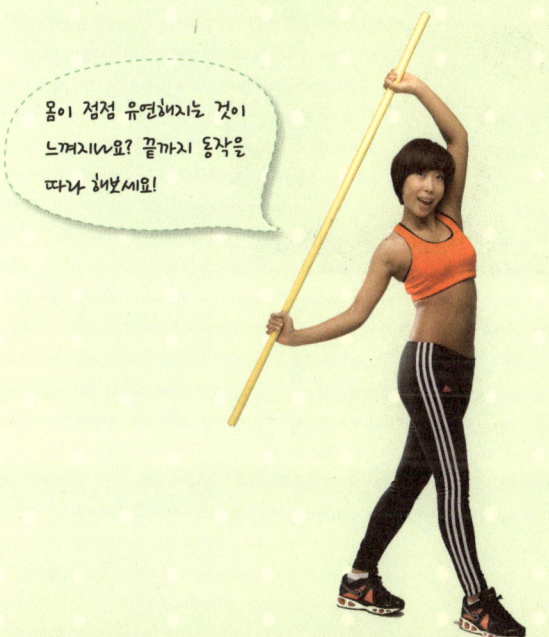

몸이 점점 유연해지는 것이
느껴지나요? 끝까지 동작을
따라 해보세요!

5 바닥에 누워서 양손을 벌린 후 오른쪽 무릎을 구부리고 왼쪽으로 보낸다. 이 때 어깨는 바닥에서 떨어지지 않도록 한다. 시선은 반대로 향하게 한다. 10초 간 유지한 후 반대쪽도 같은 방법으로 실시한다.

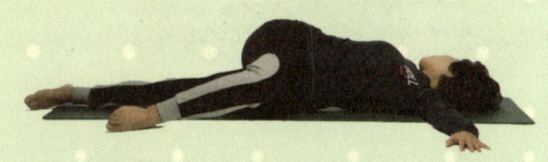

6 누워서 두 다리를 들어서 벌린다. 이때 발은 얼굴 방향으로 오게 하며 허리와 엉덩이는 뜨지 않도록 한다. 10초간 유지한 후 처음 자세로 돌아간다.

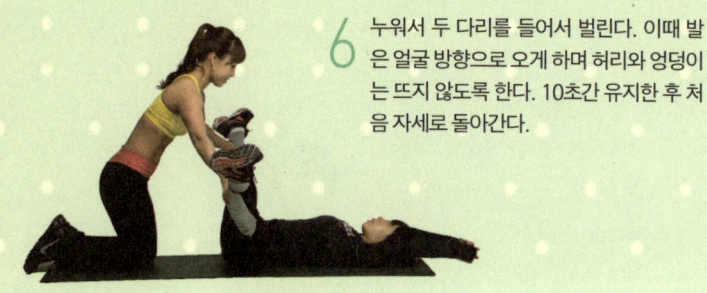

7 바닥에 누워서 발바닥끼리 모은 후 양손으로 발끝을 잡고 10초 간 유지한다.

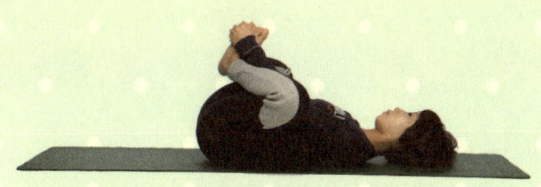

8 바닥에 무릎과 두 손을 짚고 엎드린 후 무게중심을 아래쪽으로 옮겨 팔을 앞으로 쭉 펴고, 어깨와 등을 펴 턱이 바닥에 닿는 느 낌으로 상체를 눌러준다. 이때 무릎과 엉덩이가 일직선이 되도 록 한다.

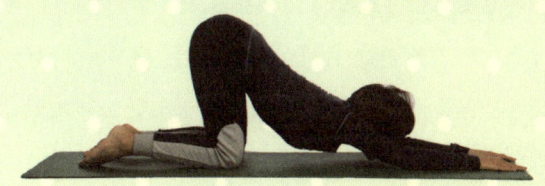

체력은 쑥쑥, 체지방은 활활 태우는
실행기 1~4주 운동법

유산소 운동과 근력 운동을 하나로 결합한 본 프로그램을 4주간 성실히 실시한다면 체지방이 줄어들면서 근육에 탄력이 생기는 것을 느끼게 될 것이다. 여러 운동 동작을 휴식 시간 없이 연이어 실시하면 전신의 근육을 쓰게 돼 운동량이 많아지고 열량 소비 역시 뛰어나다. 따라서 근육을 늘리면서 체지방을 태우는 데 효과적이다.

건기나 달리기와 같은 유산소운동으로는 체지방을 줄일 수 있으나 근육량의 손실을 막을 수 없다. 반면 근력 운동만 하게 되면 근육 손실은 피할 수 있지만 체지방 감량이 더디게 이루어져 다이어트 효과를 보는 데 시간이 오래 걸린다. 그래서 유산소 운동과 근력 운동을 결합한 순환 운동법은 다이어트에 효과적이다. 소개된 10가지 운동 동작을 정확히 익히고 성실히 실행하는 것이 중요하다.

월	화	수	목	금	토	일
본 프로그램 시행		동네 한 바퀴 뛰기	본 프로그램 시행			동네 한 바퀴 뛰기

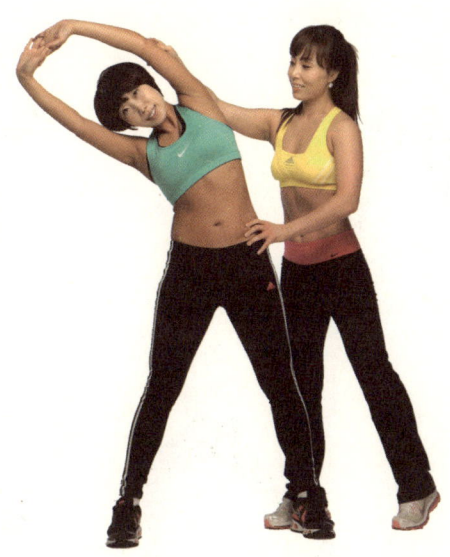

꼭 알아둘 점

- 운동 시간을 정하고 요일별로 운동 프로그램을 시행한다.
- 하루에 10개의 운동 동작을 연이어 실시하되 운동 횟수를 확인하고 세트를 채운다 (1세트는 운동 동작을 10∼15회 반복하는 것으로 보통 3세트 실시하며, 세트 사이에 휴식 은 운동 흐름이 끊기지 않도록 30초를 넘지 않게 한다).
- 개별 동작은 제시된 안내 설명에 따라 정확하게 실시하고 다음 동작으로 넘어간다.

한눈에 보이는 1주~4주차 실행기 다이어트 운동

10개의 운동 동작을 순서대로 정해진 세트만큼 연이어 실시한다.

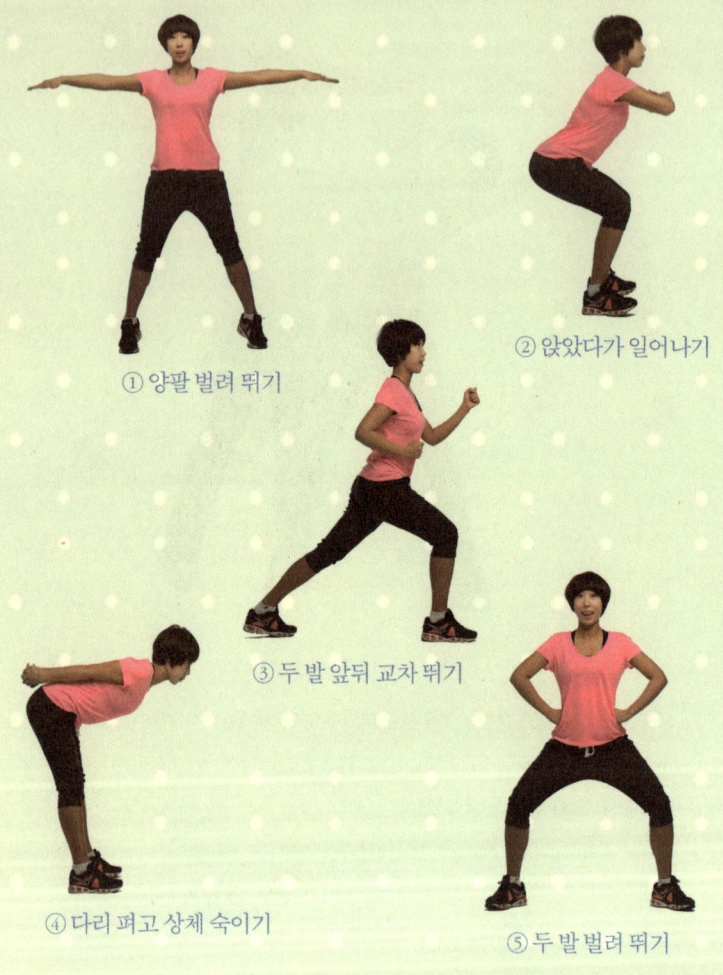

① 양팔 벌려 뛰기

② 앉았다가 일어나기

③ 두 발 앞뒤 교차 뛰기

④ 다리 펴고 상체 숙이기

⑤ 두 발 벌려 뛰기

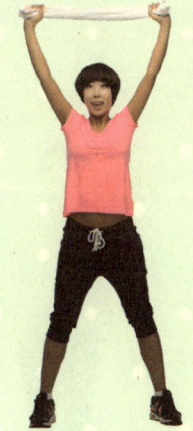

⑥ 수건 들고 옆구리 늘리기

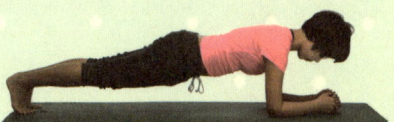

⑦ 엎드려서 버티기

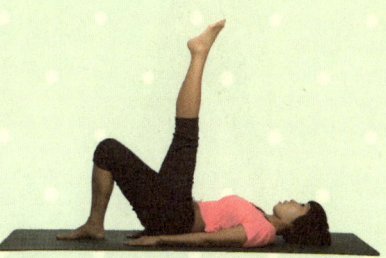

⑧ 누워서 다리 차기

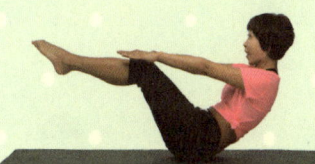

⑨ 상체 들고 다리 들어 버티기

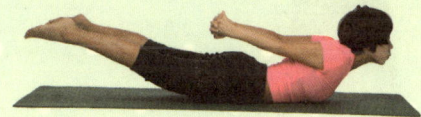

⑩ 엎드려서 머리, 다리 일으키기

1. 양팔 벌려 뛰기

체지방 태우기와 심폐 강화 운동
1세트−10회, 3세트 실시, 세트 사이 30초 이내 휴식(되도록 휴식은 짧게 한다).
세트 사이 휴식은 거실에서 부엌까지 걸어갔다가 오기.

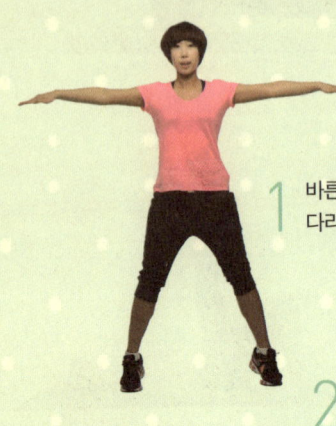

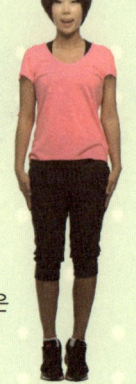

1 바른 자세로 정면을 보고 서서 다리와 양팔을 벌리며 뛴다.

2 뛰어서 정면을 보고 양팔은 쫙 펴서 몸 옆에 붙인다.

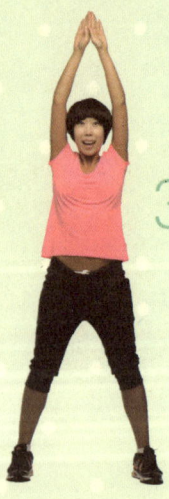

3 점프를 하며 다리를 벌리고 양팔을 펴서 들어 올린다. 양팔은 허벅지 옆, 어깨높이, 머리 위의 순서로 들어 올리고 이때 양손 등이 닿도록 팔을 최대한 늘린다.

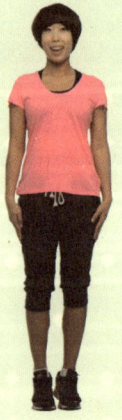

4 몸과 시선이 정면을 향하도록 하며 처음 자세로 되돌아온다. 그렇게 다음 동작으로 넘어가 반복한다.

2. 앉았다가 일어나기

하체(허벅지, 다리) 운동
1세트-15회, 3세트 실시, 세트 사이 30초 이내 휴식(되도록 휴식은 짧게 한다).
허벅지 근육을 자극하여 군살을 빼주고 엉덩이, 무릎, 발목 등을 단련시켜 준다.
세트 사이의 휴식은 하체 스트레칭(마냥 쉬지 마세요).

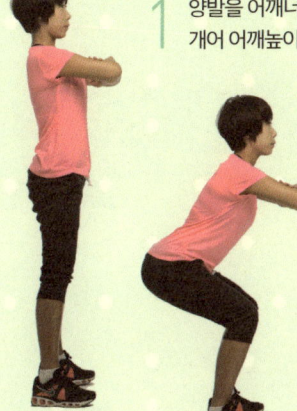

1 양발을 어깨너비보다 조금 넓게 벌리고 양팔은 포개어 어깨높이로 겹친다.

2 상체를 곧게 세운 상태에서 엉덩이를 뒤로 쭉 빼면서 무릎을 천천히 굽혀 다리가 직각이 되도록 한다. 이때 숨을 들이마시며 잠시 머문다.

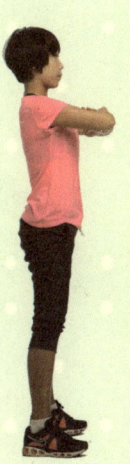

3 하체에 힘을 주고 허리를 세워 천천히 일어서며 숨을 내쉰다. 그렇게 다음 동작으로 넘어가 반복한다.

세트 사이 휴식-하체 스트레칭

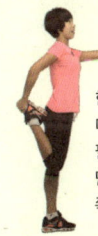

한쪽 팔을 뻗어 중심을 잡고, 한쪽 다리만 들어서 뒤로 보낸 후 다른 팔로 당긴다. 이때 무릎은 붙인다. 만약 중심을 잡기 어려울 경우, 한쪽 팔로 벽을 짚고 한다.

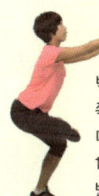

벽을 잡고 서서 왼쪽 다리를 오른쪽 무릎에 올린 후 무릎을 구부리며 엉덩이를 뒤로 쭉 빼며 앉는다. 10초간 머무른 후 반대쪽을 같은 방법으로 실시한다.

3. 두 발 앞뒤 교차 뛰기

기초 체력을 다지고, 체지방 태우기, 심장 강화 운동
1세트-30회, 3세트 실시, 세트 사이 30초 이내 휴식(되도록 휴식은 짧게 한다).
세트 사이 휴식은 거실에서 부엌까지 걸어갔다가 오기

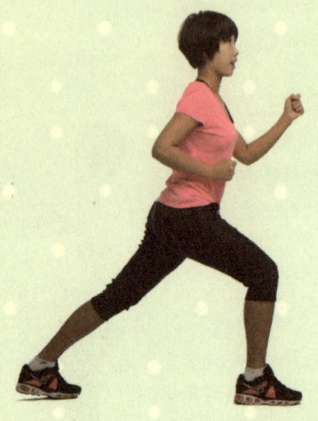

1 양발을 앞뒤로 교차시켜 점프하며
가볍게 뛴다.

2 양발을 반대로 교차시켜 점프하고
반복한다. 이때 배에 힘을 주며 뛰고
뒷다리가 엉덩이를 차는 느낌이 들
도록 한다.

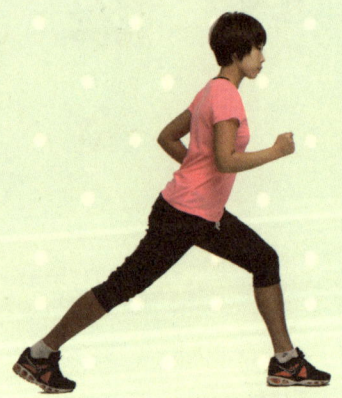

4. 다리 펴고 상체 숙이기

등, 엉덩이, 허리 운동
1세트─15회, 3세트 실시, 세트 사이 30초 이내 휴식(되도록 휴식은 짧게 한다).
등 아래쪽을 중심으로 척추, 엉덩이, 허벅지까지 몸 뒤쪽 근육을 자극한다.
세트 사이 휴식은 거실에서 부엌까지 걸어갔다가 오기.

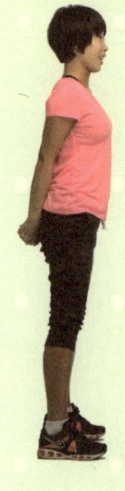

1 다리와 양팔을 어깨너비로 벌려 상체를 곧
게 세운다.

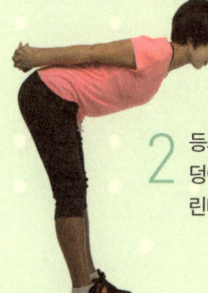

2 등과 허리를 곧게 편 상태에서 허리와 엉
덩이에 자극을 느끼며 상체를 천천히 내
린다. 2초간 유지한다.

3 숨을 내쉬면서 상체를 곧게 유지하며 천천히 들어 올려 준
비 자세로 돌아온다. 다시 다음 동작으로 넘어가 반복한다.
동작하는 동안 등이 구부러지면 안 되니 가슴을 살짝 내미
는 느낌으로 실시한다.

5. 두 발 벌려 뛰기

기초 체력을 다지기. 체지방 태우기, 하체 운동
1세트-20회, 3세트 실시, 세트 사이 30초 이내 휴식(되도록 휴식은 짧게 한다).
세트 사이 휴식은 거실에서 방까지 걸어갔다가 오기

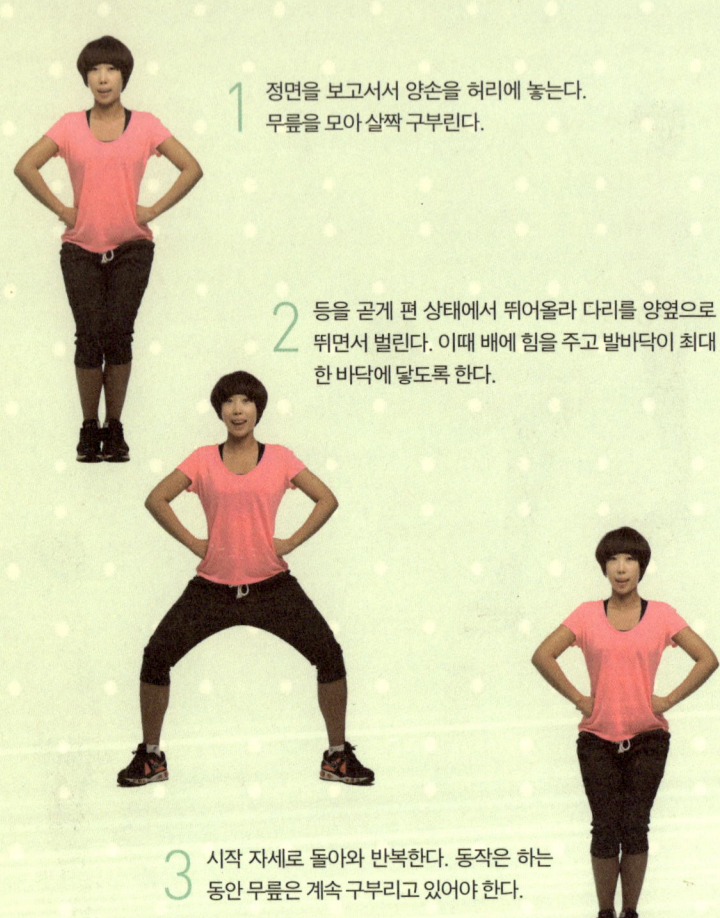

1 정면을 보고서서 양손을 허리에 놓는다.
무릎을 모아 살짝 구부린다.

2 등을 곧게 편 상태에서 뛰어올라 다리를 양옆으로
뛰면서 벌린다. 이때 배에 힘을 주고 발바닥이 최대
한 바닥에 닿도록 한다.

3 시작 자세로 돌아와 반복한다. 동작은 하는
동안 무릎은 계속 구부리고 있어야 한다.

6. 수건 들고 옆구리 늘리기

체지방 태우기, 옆구리 강화 운동(옆구리의 불필요한 지방을 태운다).
1세트-10회, 3세트 실시, 세트 사이 30초 이내 휴식(되도록 휴식은 짧게 한다).
세트 사이 휴식 시간에는 거실에서 부엌까지 걸어갔다 온다.

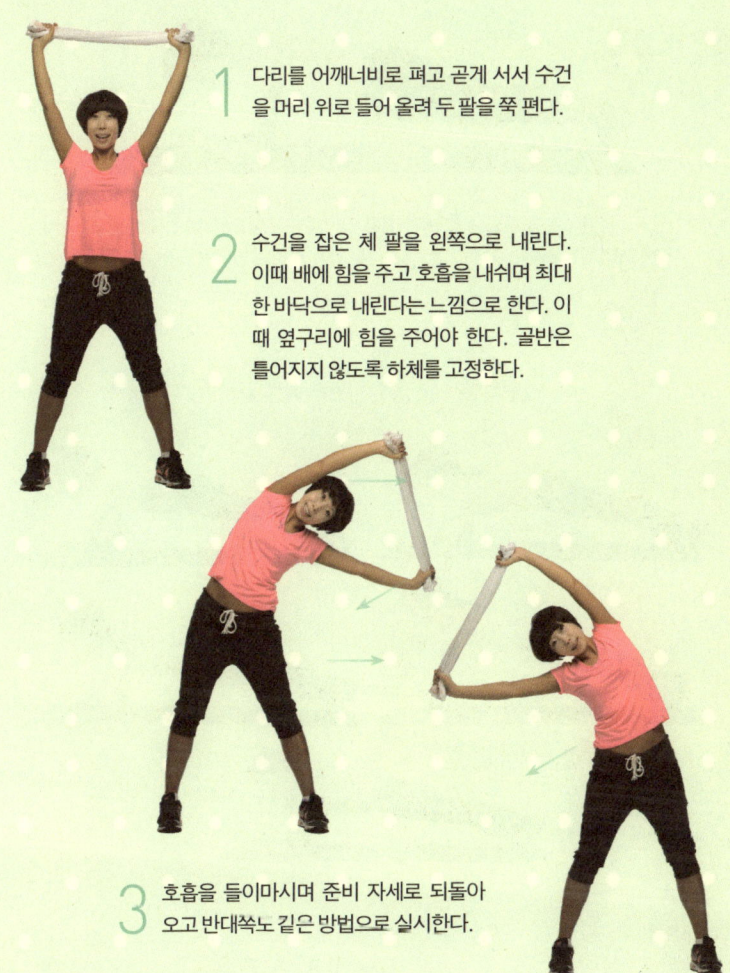

1 다리를 어깨너비로 펴고 곧게 서서 수건
을 머리 위로 들어 올려 두 팔을 쭉 편다.

2 수건을 잡은 체 팔을 왼쪽으로 내린다.
이때 배에 힘을 주고 호흡을 내쉬며 최대
한 바닥으로 내린다는 느낌으로 한다. 이
때 옆구리에 힘을 주어야 한다. 골반은
틀어지지 않도록 하체를 고정한다.

3 호흡을 들이마시며 준비 자세로 되돌아
오고 반대쪽노 깉은 방법으로 실시한다.

7. 엎드려서 버티기

전신 복근 강화 운동
1세트-20초, 3세트 실시, 세트 사이 30초 이내 휴식(되도록 휴식은 짧게 한다).
세트 사이 휴식 시간에는 엎드려서 어깨 스트레칭하기

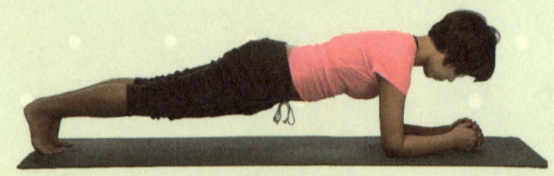

1 양팔과 양다리로 몸통을 지탱한 후 배를 집어넣는 느낌으로 20초를 버틴다. 이때 목부터 허리까지 일직선이 되도록 하고 엉덩이를 조이며 버티는 것이 중요하다.

전신 복근 강화 운동(상급자 동작)

위의 엎드려서 버티기 동작이 잘되는 경우 상체를 이용해서 변형 동작을 할 수 있다.

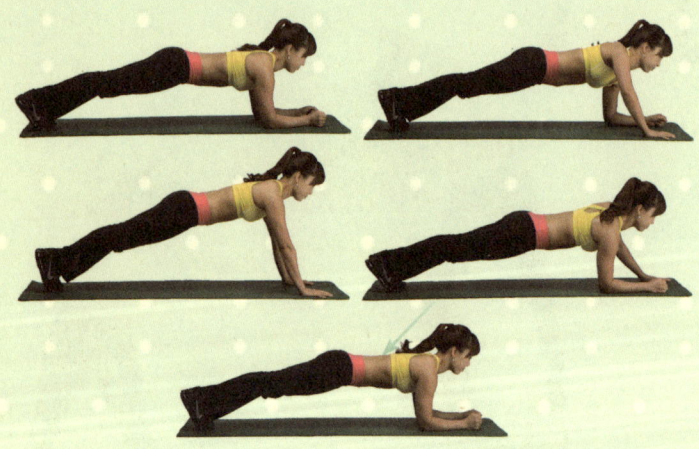

오른쪽 팔을 먼저 편 후 왼쪽을 편다. 다시 오른쪽 팔과 왼쪽 팔을 순서대로 하고 처음 자세로 돌아간다. 이 동작으로 복부에 집중적인 훈련과 상체 등 전신운동 효과를 기대할 수 있다. 이 동작을 할 때 복부가 처지지 않도록 복부를 긴장시키도록 한다.

8. 누워서 다리 차기

체지방 태우기, 복근, 하체(뒷다리) 운동
1세트–오른쪽 20회, 왼쪽 20회 3세트 실시, 세트 사이 30초 이내 휴식(되도록 짧게 쉰다).
세트 사이 휴식 시간에는 거실에서 부엌까지 걸어갔다 온다.

1 바닥에 편안히 누운 자세로 무릎을 세운다.

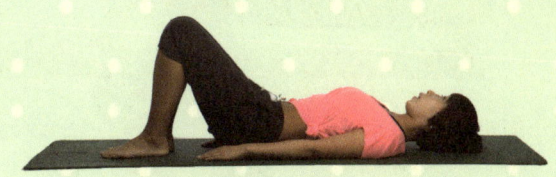

2 왼쪽 다리를 일자로 쭉 뻗어 배에 힘을 주고 힘있게 차며 들어 올린다. 이때 허리가
뜨지 않도록 바닥에 최대한 붙이고 발끝은 쭉 뻗는다. 반대편도 같은 방법으로 실시
한다. 다리를 차며 들리 올리면 뒷다리 근육을 자극하여 불필요한 지방을 태워 늘씬
한 다리를 만들어준다.

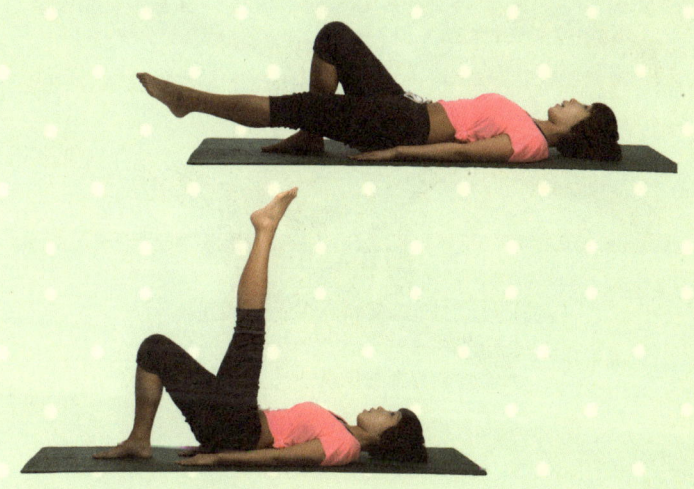

9. 상체 들고 다리 들어 버티기

복근 운동
1세트-20초, 3세트 실시, 세트 사이 30초 이내 휴식(되도록 짧게 쉰다).
세트 사이 휴식 시간에는 거실에서 부엌까지 걸어갔다 온다.

1 상체와 다리를 들어 올린 후 양팔을 뻗어 천천히 20초간 버틴다. 이때 시선은 배꼽
을 향하고, 호흡은 들이쉬고 내쉬기를 반복한다.

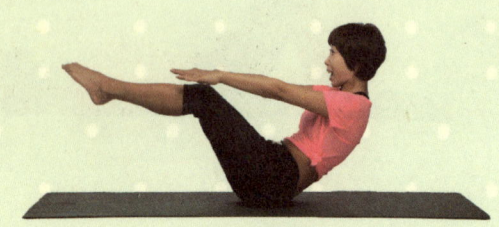

초보자는 윗몸일으키기를 잘못 시행하면 목과 허리에 무리가 올 수 있다. 정확한 동작을 할
수 있을 때까지 이 동작을 활용해 복근을 단련시킨다.

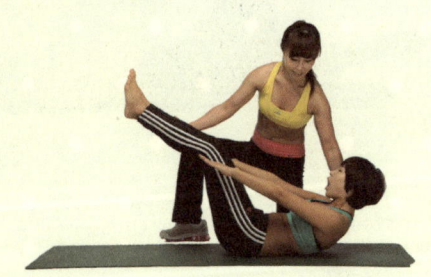

10. 엎드려서 머리, 다리 일으키기

엉덩이, 척추, 허리 운동
1세트-10초, 3세트 실시, 세트 사이 30초 이내 휴식(되도록 짧게 쉰다).
세트 사이 휴식 시간에는 스트레칭

1 바닥에 엎드려 누운 후 손을 마주 잡은 채 팔꿈치를 편다. 숨을 내쉬면서 상체와 다리를 천천히 최대한 들어 올린다. 이 상태에서 20초간 버틴 후 천천히 상체와 다리를 내린다(이 운동을 하면 바비인형처럼 내 허리에도 섹시한 고속도로 골라인이 생기게 된다).

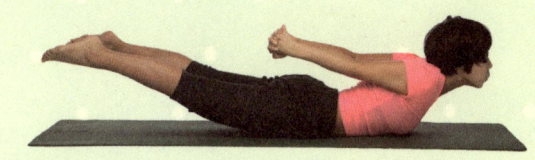

세트 사이 휴식-스트레칭

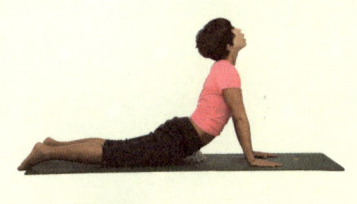

바닥에 엎드린 후 상체를 들어 올려
복부를 쭉 늘려준다.

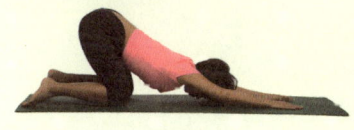

엎드려서 양팔을 쭉 앞으로 뻗고
엉덩이를 든다.

05

호리호리하고 탄력 있는 몸매를 만드는
실행기 5~8주 집중 근력 운동법

앞서 4주간의 실행기 운동법을 성실히 수행했다면 우리 몸에 나타나는 크고 작은 변화를 경험했을 것이다. 가령 이때 목표 체중에 도달하지 못했을지라도 체지방이 빠지면서 몸의 라인이 달라지는 것은 경험하게 된다. 이 작은 변화를 직접 느끼고 나면 누가 시키지 않아도 다이어트를 하는 데 탄력을 받게 된다.

그럼 이제 본격적으로 군살을 빼고 몸매를 만들어갈 준비가 된 것이다. 지속적인 운동을 통해 잠자고 있던 근육들을 하나하나 깨우고 섬세하게 발달시켜 호리호리하면서도 탄력 있는 몸매를 만들도록 하자.

*운동화와 요가 매트 필수!

월	화	수	목	금	토	일
본 프로그램 시행		동네 한 바퀴 뛰기	본 프로그램 시행			동네 한 바퀴 뛰기

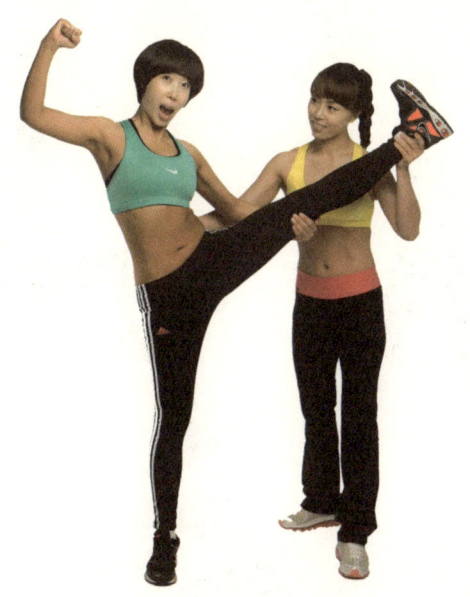

꼭 알아둘 점

- 운동 시간을 정하고 요일별로 운동 프로그램을 시행한다.

- 하루에 10개의 운동 동작을 하되 운동 횟수를 확인하고, 세트를 채운다.

- 내 몸에 맞는 운동 강도는 현 체력에서 60~80퍼센트를 쓰고 유지하도록 한다.

- 사진만 보고 흉내 내는 것에 그치지 말고 제시된 안내 글에 따라 정확하게 실행한다.

- 이 운동법에 능숙해졌다고 생각되면 일주일에 2번은 이 10개의 운동 전체를 쉬지 않고 1~2회 더 반복한다. 그러면 고강도의 운동법으로 빠르게 체지방 감소 효과를 높일 수 있다.

한눈에 보이는 5주~8주차 실행기 다이어트 운동

10개의 운동 동작을 순서대로 정해진 세트만큼 연이어 실시한다.

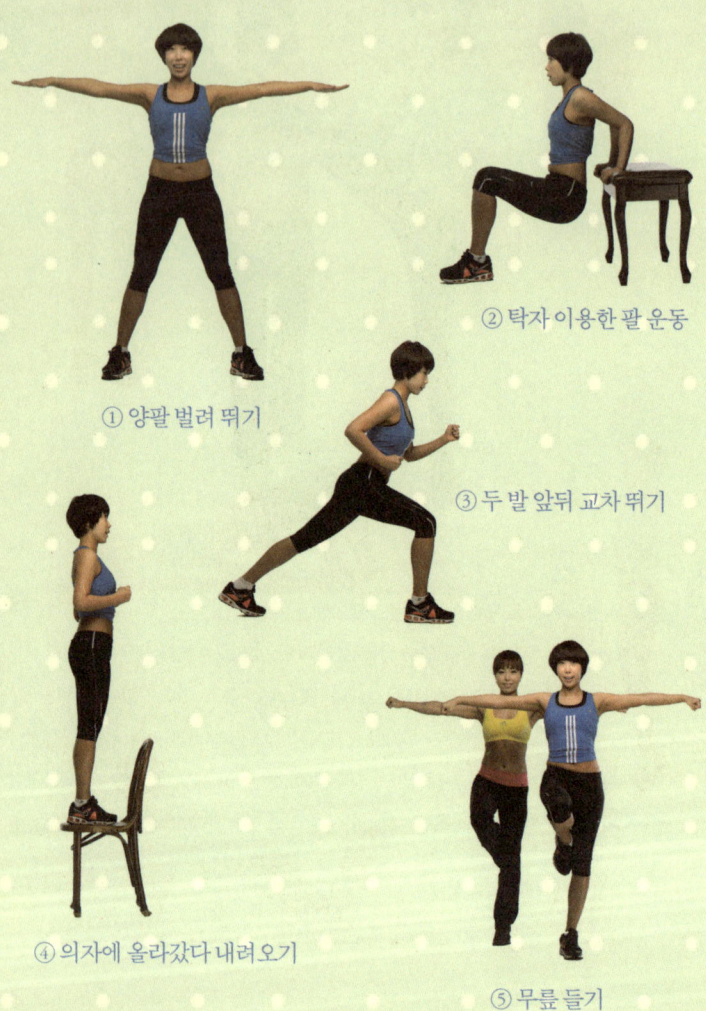

① 양팔 벌려 뛰기

② 탁자 이용한 팔 운동

③ 두 발 앞뒤 교차 뛰기

④ 의자에 올라갔다 내려오기

⑤ 무릎 들기

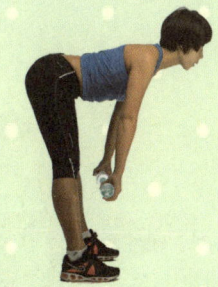

⑥ 생수병 들고 다리 펴고 상체 숙이기

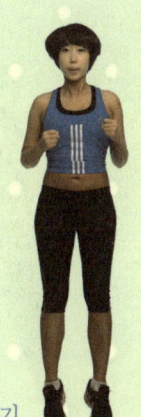

⑦ 두 발 모아 점프하기

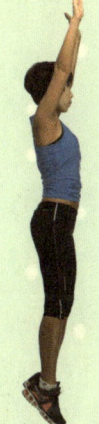

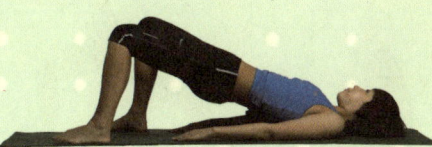

⑨ 누워서 엉덩이 들기

⑧ 팔굽혀 펴고 점프하기

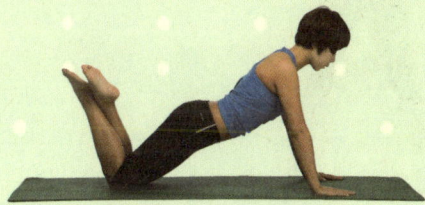

⑩ 팔굽혀펴기

1. 양팔 벌려 뛰기

체지방 태우기, 심폐 강화 운동
1세트-10회, 3세트 실시, 세트 사이 30초 이내 휴식(되도록 휴식은 짧게 한다).
세트 사이 휴식은 거실에서 부엌까지 걸어갔다가 오기

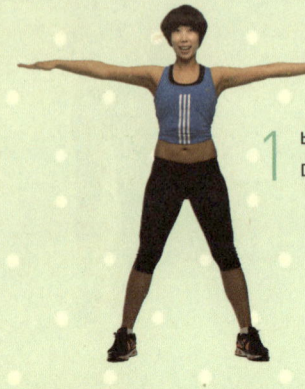

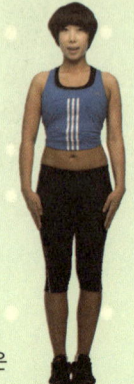

1 바른 자세로 정면을 보고 서서
다리와 양팔을 벌리며 뛴다.

2 뛰어서 정면을 보고 양팔은
쫙 펴서 몸 옆에 붙인다.

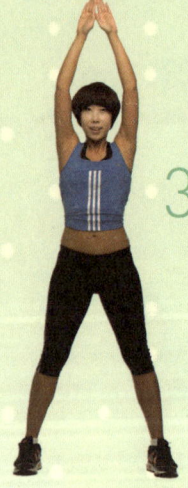

3 양팔은 허벅지 옆, 어깨높이, 머리 위의
순서로 들어 올리고 이때 양손 등이 닿도
록 팔을 최대한 늘린다.

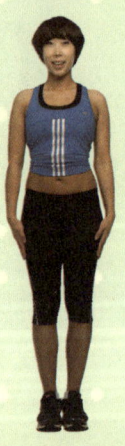

4 몸과 시선이 정면을 향하도록 하며
처음 자세로 되돌아온다. 그렇게 다
음 동작으로 넘어가 반복한다.

2. 탁자 이용한 팔 뒤쪽 운동

팔 강화 운동

1세트-10~15회, 3세트 실시, 세트 사이 30초 이내 휴식(되도록 짧게 쉰다).
세트 사이 휴식은 팔 스트레칭(운동 전 스트레칭 참조)

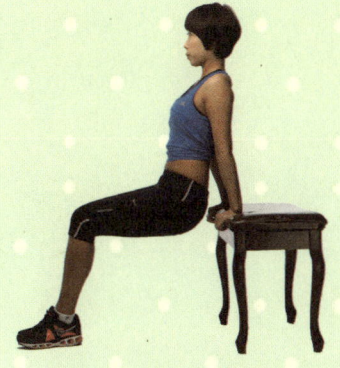

1 의자나 낮은 탁자 앞에 앉아 양손으로 의자나 탁자의 끝을 잡는다.

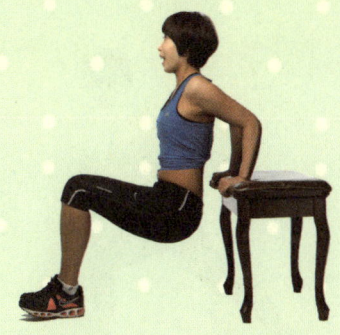

2 팔이 직각이 되도록 상체를 내렸다가 처음 자세로 돌아온다. 팔뚝의 처진 살을 정리해 주어 날씬한 팔뚝 라인을 만들어 준다.

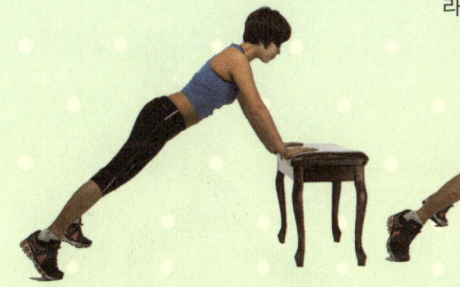

3 어깨너비만큼 팔을 벌려 의자나 책상을 잡고 몸이 사선이 되도록 선다. 이때 다리를 많이 벌릴수록 동작이 더 쉬워진다.

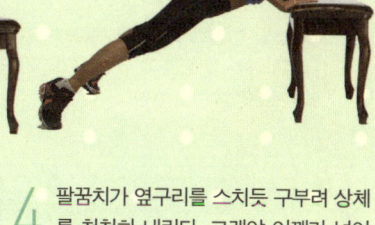

4 팔꿈치가 옆구리를 스치듯 구부려 상체를 천천히 내린다. 그래야 어깨가 넓어지지 않고 예쁜 팔뚝 라인을 만들 수 있다. 또 가슴 운동의 효과도 함께 볼 수 있다.

3. 두 발 앞뒤 교차 뛰기

기초 체력을 다지기, 체지방 태우기, 심장 강화 운동
1세트—30회, 3세트 실시, 세트 사이 30초 이내 휴식(되도록 짧게 쉰다).
세트 사이 휴식은 거실에서 부엌까지 걸어갔다가 오기

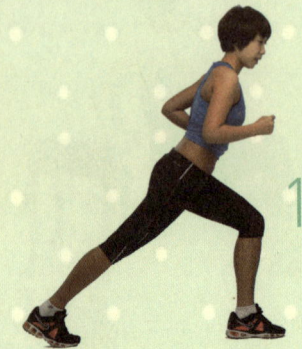

1 양발을 앞뒤로 교차시켜 점프하며 가볍게 뛴다.

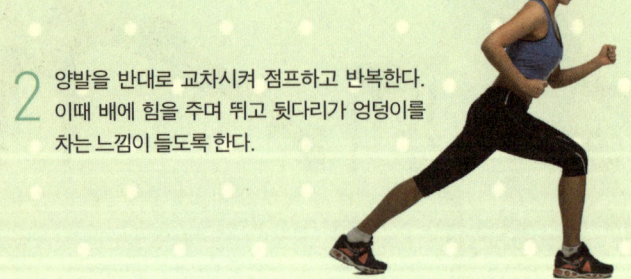

2 양발을 반대로 교차시켜 점프하고 반복한다.
이때 배에 힘을 주며 뛰고 뒷다리가 엉덩이를
차는 느낌이 들도록 한다.

4. 의자에 올라 갖다 내려오기

체지방 태우기, 다리 근육 강화 운동
1세트−왼발 20회 · 오른발 20회, 3세트 실시, 세트 사이 30초 이내 휴식(되도록 휴식은 짧게 한다).
세트 사이 휴식 시간에는 거실에서 부엌까지 걸어갔다 온다.

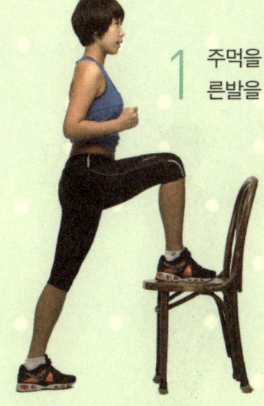

1 주먹을 쥔 상태에서 손을 가볍게 내리고 계단을 올라가듯 오른발을 의자 위에 올린다. 이때 시선은 먼 곳을 본다.

2 의자 위로 올라가면 복부에 힘을 주고 반듯이 선다.

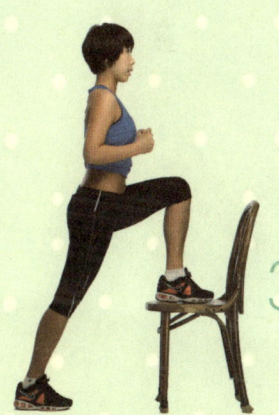

3 올라갔던 오른발부터 바닥에 닿도록 내려온다. 의자가 너무 높다면 세숫대야와 같이 낮은 사물을 이용해 높이를 조절한다. 높이에 맞게 상, 침대, 탁자 등을 활용해도 좋다.

167

5. 무릎 들기

허리, 엉덩이, 허벅지 근육을 강화시켜 주는 전신 운동
1세트—10〜15회, 3세트 실시, 세트 사이 30초 이내 휴식(되도록 휴식은 짧게 한다).
세트 사이 휴식 시간에는 거실에서 부엌까지 걸어갔다 온다.

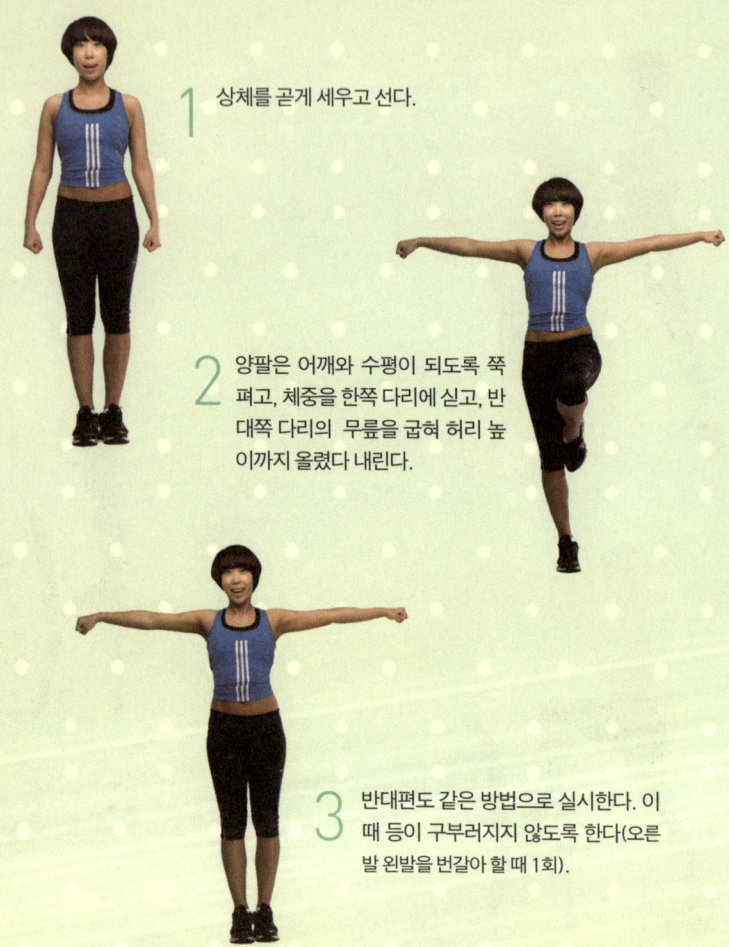

1 상체를 곧게 세우고 선다.

2 양팔은 어깨와 수평이 되도록 쭉 펴고, 체중을 한쪽 다리에 싣고, 반대쪽 다리의 무릎을 굽혀 허리 높이까지 올렸다 내린다.

3 반대편도 같은 방법으로 실시한다. 이때 등이 구부러지지 않도록 한다(오른발 왼발을 번갈아 할 때 1회).

6. 생수병 들고 다리 펴고 상체 숙이기

허리, 엉덩이, 허벅지 근육을 강화시켜 주는 전신 운동
1세트-10~15회, 3세트 실시, 세트 사이 30초 이내 휴식(고중량이 아니므로 되도록 휴식
은 짧게 한다). 등 아래쪽을 중심으로 척추, 엉덩이, 허벅지까지 몸 뒤쪽 근육을 자극한다.
세트 사이의 휴식은 하체 스트레칭

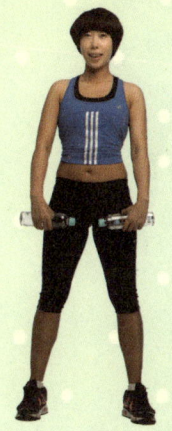

1 500mL 생수병을 들고 다리와 양팔을 어깨너비로 벌
려 상체를 곧게 세운다(4주간의 실행기 프로그램에서는
기초체력을 다지기 위해 맨손으로 했으나 5~8주차에는
탄탄한 근육을 단련하기 위해 무게감이 있는 생수병을 활
용한다).

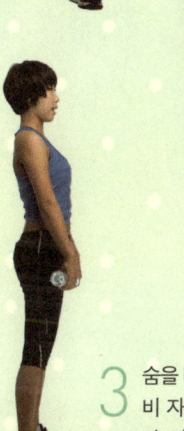

2 등과 허리를 곧게 편 상태에서
숨을 들이마시며 하체로 중심을
잡아 상체를 천천히 내린다(엉덩
이와 허벅지 뒤가 당기면 잘하고 있
는 것이다).

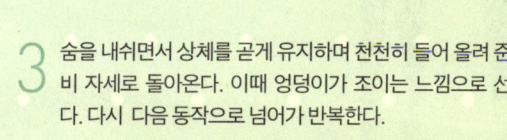

3 숨을 내쉬면서 상체를 곧게 유지하며 천천히 들어 올려 준
비 자세로 돌아온다. 이때 엉덩이가 조이는 느낌으로 선
다. 다시 다음 동작으로 넘어가 반복한다.

세트 사이 휴식-하체 스트레칭

한 손으로 발끝을 잡고 숨을 내쉬며 뒤로 당긴 후 10초간 머문다. 좌우 한 번씩 실시한다.

깐짝깐짝 상체 숙여 굽이고 버티기

엉덩이를 뒤로 내민 상태에서 상체를 다 일으키지 않고 살짝만 올렸다 내리기를 10회 실시한다. 마지막에는 상체를 숙인 채 그대로 버티고 20까지 센다.

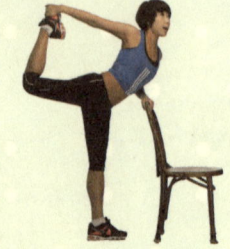
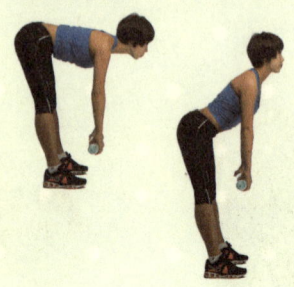

7. 두 발 모아 점프하기

체지방 태우기, 심장 강화 운동
1세트-50회, 3세트 실시, 세트 사이 30초 이내 휴식(되도록 휴식은 짧게 한다).
세트 사이 휴식 시간에는 거실에서 부엌까지 걸어갔다 온다.

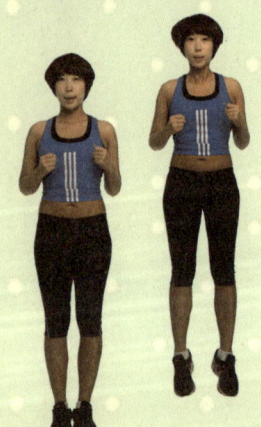

1 제자리에 서서 두 발을 모아 연속으로 점프한다.

8. 팔굽혀 펴고 점프하기

팔, 가슴, 다리 근육을 자극하는 전신 운동
1세트-8~10회, 3세트 실시, 세트 사이 30초 이내 휴식(되도록 휴식은 짧게 한다).
세트 사이 휴식 시간에는 거실에서 부엌까지 걸어갔다 온다.

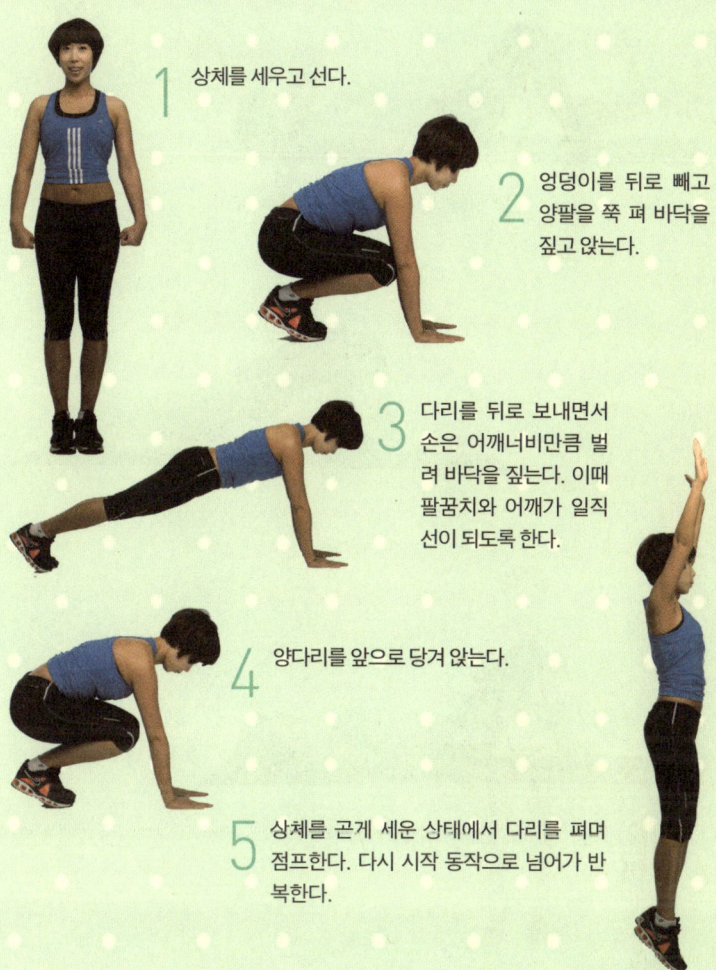

1 상체를 세우고 선다.

2 엉덩이를 뒤로 빼고 양팔을 쭉 펴 바닥을 짚고 앉는다.

3 다리를 뒤로 보내면서 손은 어깨너비만큼 벌려 바닥을 짚는다. 이때 팔꿈치와 어깨가 일직선이 되도록 한다.

4 양다리를 앞으로 당겨 앉는다.

5 상체를 곧게 세운 상태에서 다리를 펴며 점프한다. 다시 시작 동작으로 넘어가 반복한다.

9. 누워서 엉덩이 들기

허리 근육을 자극한 복근 강화 운동
1세트–20초, 3세트 실시, 세트 사이 30초 이내 휴식(되도록 휴식은 짧게 한다).
세트 사이 휴식 시간에는 거실에서 부엌까지 걸어갔다 온다.

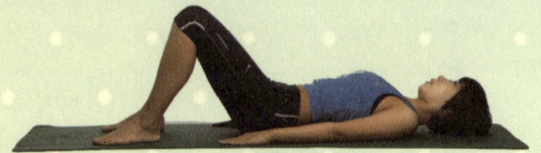

1 바닥에 누워서 양발을 어깨너비로 벌려 무릎을 세운다. 양
 팔은 손바닥이 바닥에 붙도록 놓는다.

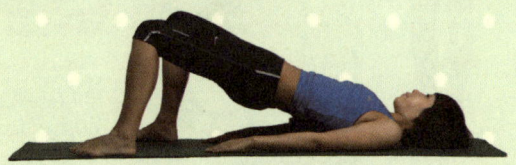

2 양팔과 복부에 힘을 주어 골반을 들어 올리고 엉덩이에
 힘을 준 채 20초간 버틴다.

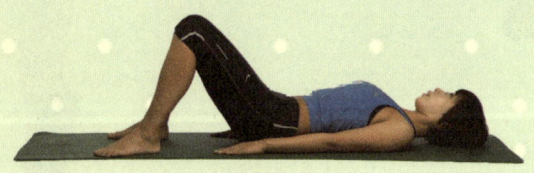

3 준비 자세로 천천히 돌아온다(그럼 다음 동작 2로 넘어가
 반복한다).

10. 팔굽혀펴기

가슴, 등, 어깨, 팔의 근육 강화 운동
1세트-10~15회, 3세트 실시, 세트 사이 30초 이내 휴식(되도록 휴식은 짧게 한다).
세트 사이의 휴식은 어깨 스트레칭

1 양 무릎을 모아 바닥에 엎드리고, 양손은 어깨너비로 벌려 바닥을 짚는다(바닥에 무릎을 대고 하면 몸의 무게가 덜 느껴져 정확한 자세를 익히는 데 도움이 된다).

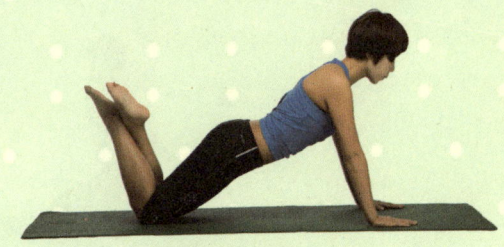

2 숨을 들이마시며 팔꿈치를 굽혀 가슴을 바닥 바로 위까지 천천히 내린다. 이때 팔꿈치가 최대한 벌어지지 않도록 주의하고 뒤로 가게 한다.

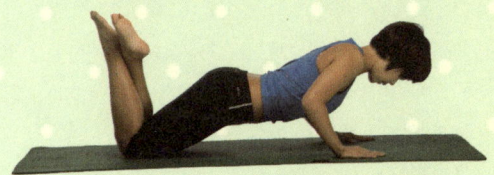

3 숨을 내쉬며 팔꿈치가 완전히 펴질 때까지 팔을 펴서 상체를 들어 올린다(그럼 다음 동작 2로 넘어가 반복한다).

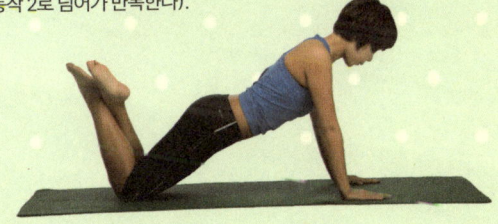

세트 사이 휴식-어깨 스트레칭

무릎을 바닥에 대고 엉덩이를 들어 올려 상체를 숙인다. 이때 어깨로 바닥을 지그시 누른다는 느낌으로 실시한다.

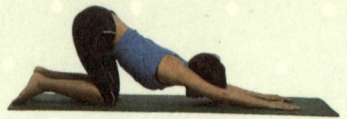

무릎을 꿇고 상체를 세워서 앉은 후 양팔은 뒤로 깍지 끼어 쭉 편다.

기분 좋은 팔굽혀펴기 활용법

· 벽이나 냉장고에 자신이 좋아하는 연예인이나 이상형의 사진을 붙인다.

· 사진 사이로 손바닥이 가슴선에 오도록 뻗어 어깨너비로 벌린다.

· 다리는 어깨너비보다 조금 더 벌린다.

· 벽을 밀면서 팔꿈치는 그대로 뒤로 보낸다고 생각하며 상체를 내린다(이때 등과 팔 뒤쪽이 자극되면 잘하고 있는 것이다).

확 달라진 생활 습관

다이어트 중에 조심해야 할 것

다이어트에 좋은 환경을 만들려다 보니 적지 않은 인내와 절제가 필요했다. 살을 빼고 건강한 나를 찾으려면 그에 합당한 노력과 시간이 필요하다는 말은 진리와도 같다. 우리 몸은 똑똑해서 한 번 기억되고 익숙해진 생활 방식이나 습관, 그 때문에 완성된 몸을 쉽게 다시 바꾸려 하지 않는다.

그래서 아무리 음식을 조절하고 운동을 열심히 해도 하루아침에 몸의 변화를 기대할 수는 없다. 결국 힘들어도 다이어트에 적합하게 우리의 생활 방식을 바꾸어 지속해서 유지하는 길 외에는 별다른 방법이 없다. 제대로 된 다이어트에 돌입하면서 내 몸이 기억하는 잘못된 습관들을 차츰 바꾸어 나갔다. 그리고 나도 모르는 사이에 서서히 건강한 생활을 찾아가고 있었다.

‖ 밤 약속은 이제 그만!

밤늦게까지 사람들과 어울리다 보면 야식의 유혹에서 벗어날 수 없다. 야식을 즐기며 늦게까지 놀다 보면 더 늦게 잠자리에 들게 된다. 이 때문에 생활 방식이 깨져 많은 부작용을 남긴다. 우선 과감히 밤 약속을 줄여야만 했다. 부득이한 경우 밤 약속이 잡히면 미리 이른 저녁을 먹고 나가 야식이 폭식으로 이어지는 불상사를 막았다.

‖ 치카푸카 양치질하기

배가 부른데도 계속 먹고 싶을 때가 있다. 무언가를 뜯고 씹고 싶은 욕구가 가시지 않을 때! 그럴 때면 양치질을 해서 입 안을 개운하게 만든다. 그리고 평소 좋아하는 음악을 듣거나 신문을 본다. 사실 다이어트를 할 때는 몸에서 느끼는 배고픔보다 마음에서 느끼는 배고픔이 더 큰 것 같다. 그것을 얼마나 잘 다스리느냐가 참 중요하다.

‖ 음식, 운동 일기 쓰기

내가 오늘 무엇을 먹었는지, 어떤 운동을 얼마나 했는지 검사하려면 운동 일기, 음식 일기를 써 보면 된다. 그럼 나도 모르게 지나쳤던 것, 잘못된 것을 꼭꼭 집어낼 수 있고, 그 때문에 반성의 기회를 갖게 된다. 반성하고 새롭게 다짐할 때 내일의 성공이 하루 이틀 앞당겨질 것이다.

‖ 체중계와 전신 거울 활용하기

체중계에 올라가는 것이 두렵고 전신 거울 앞에 서는 것을 피한다면 다이어트에서 이탈하고 있다는 증거다. 땀 흘려서 운동과 식이요법을 병행하며 잘못된 생활 방식을 바꾸어 나가는 사람이라면 그 노력의 결과를 확인하고 싶어서라도 체중계에 자주 오르고 거울 앞에 더 자주 서게 된다. 물론 우리 몸에는 항상성이 있어 쉽게 변하지 않을 것이다.

체중계 위에서 좌절하지 말자. 계획대로 잘하고 있다면 변화는 반드시 온다. 매일 체중계에 올라가 큰 변화가 없다고 낙심하게 된다면 일주일에 한 번 체중계 위에 오르자. 그 대신 매일매일 전신 거울 앞에서 내 몸의 작은 변화를 찾으려고 노력해보자. 체중의 변화에 앞서 근육이 살아나면서 숨어 있던 몸매 라인이 생기는 것을 알게 될 것이다. 이렇게 몸매가 다듬어지는 과정을 보며 다이어트를 즐길 수 있었다.

‖ 나만의 도시락 준비하기

사회생활을 하다 보면 만날 사람도 많고 밖에서 외식해야 하는 경우가 잦다. 어떤 날은 하루 한 끼도 집에서 먹지 못한다. 그런데 외식을 하게 되면 다이어트에 좋지 않은 음식을 먹거나 폭식을 할 확률이 높아진다. 그래서 생각한 것이 도시락이다.

다이어트에 좋은 음식이 알차게 담긴 도시락! 현미밥에 닭 가슴살, 생선, 채소, 과일 등이 먹기 좋고, 보기 좋게 꼭꼭 담겨 있어 하루를 건강하게 지낼 수 있도록 도와준다. 처음에는 번거롭고 귀찮게 느껴졌지만 이렇게 도시락을 준비해서 다니다 보니 꾸준히 다이어트를 할 수 있어 좋았다.

간식 챙기기도 빼먹지 말자. 깨끗이 씻어 손으로 큼직하게 자른 양배추나 파프리카 한 봉지, 그날 먹을 견과류, 요구르트 크기의 고구마와 바나나 두세 개. 이렇게 준비해 다니면 절대 다이어트에 독이 되는 군것질을 할 일이 없어진다. 다이어트 식단이 맛없고 볼품없다는 생각은 편견에서 나오는 착각이다. 다이어트 식단은 맛도 좋고 보기에도 좋다. 입맛도 길든다. 몸에 좋은 음식에 길들면 평생 해야 할 다이어트도 편안한 일상이 될 수 있다.

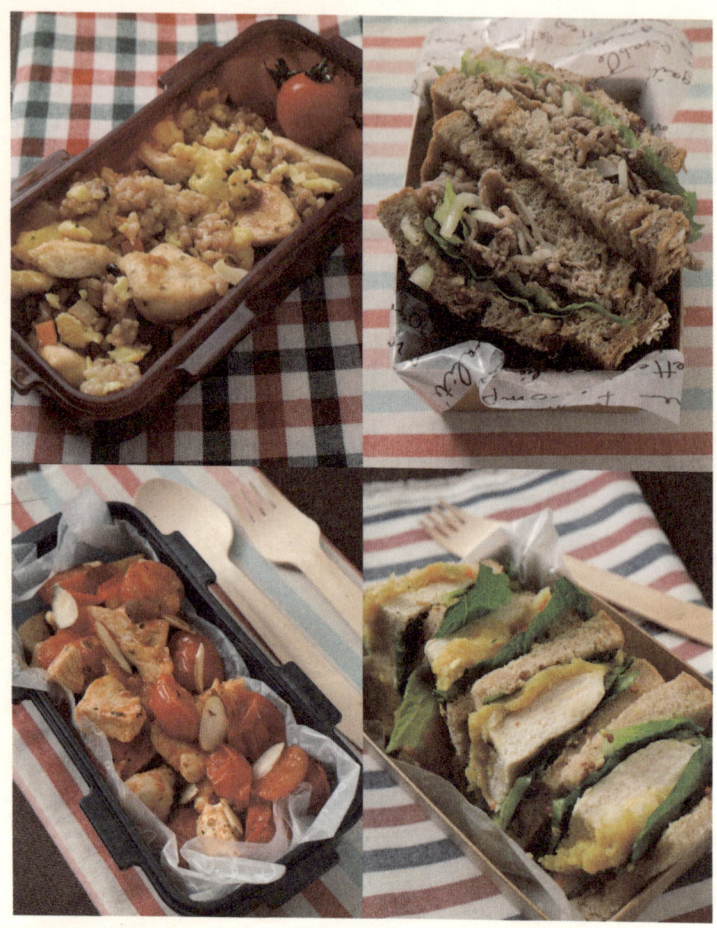

다이어트 도시락! 맛도 영양도 훌륭하다

‖ 뷔페에서 쫄지 않기

동료, 선후배의 경조사가 참 많기도 하다. 결혼식, 돌잔치, 회갑연, 장례식 등등. 그러다 보니 뷔페식당을 자주 가게 된다. 전에는 뷔페식당 가는 것이 즐거웠는데 다이어트를 시작하면서부터는 나도 모르는 사이에 피하게 된다. 하지만 피할 수 없다면 즐기라 하지 않았던가? 어느새 뷔페식당에 가서 지혜롭게 먹는 방법을 터득했다.

처음 접시에는 다이어트에 좋은 음식을 먼저 담고, 되도록 꼭꼭 씹어 오래 먹는다. 그 이후, 두 번째 접시에는 정말 먹고 싶었던 음식을 소량 담아 와서 조금씩 맛본다. 산해진미가 코앞에 있는데 조금도 먹지 말라고 하면 너무 잔인하지 않은가? 과식과 폭식을 줄이기 위해 먹는 음식의 종류, 순서, 그 양을 따지면 뷔페에서도 걱정 없다.

‖ 담백한 메뉴 선택

밖에서 먹는 음식은 짜고, 맵고 자극적인 것이 많다. 아마도 다이어트에 독이라는 설탕, 소금, 화학조미료가 많이 들어갔기 때문일 것이다. 그뿐인가? 볶고 튀겨 기름진 것 또한 많다. 그러니 외식을 할 경우, 메뉴를 잘 선택하는 것이 중요하다. 될 수 있는 대로 덜 자극적이면서 담백한 메뉴를 찾아 건강하게 먹는 것이 좋다.

내가 자주 선택하는 메뉴가 샤부샤부와 월남쌈이다. 고기와 각종 채소를 담백하게 즐길 수 있으니 외식을 한다고 해도 크게 해로울 것이 없다. 또 달걀부침을 올린 채소와 나물이 듬뿍 들어간 비빔밥도 좋다. 단 고추장은 아주 조금만 넣어 원재료의 맛을 더 느낄 수 있도록 한다.

‖ 건강에 투자하기

전에는 하루 식비만 계산해도 그 액수가 상당했다. 하루 사이에 뭘 이렇게 많이 먹었나 싶어 따져본 적도 있다. 수입의 상당 부분이 식비로 쓰였다니…… 참 한심하다.

그뿐만이 아니다. 몸에 좋지 않은 음식을 끊임없이 먹으면서 몸에 좋은 건강 보조식품에서 비만 치료제까지 꼼꼼히 챙겨 먹다 보니 이렇게 10년 동안 빠져나간 돈만 따져도 어마어마하다. 또 건강에 적신호가 켜지고 보니 의료비 지출 또한 만만치 않았다. 힘들게 번 돈이 이렇게 저렇게 휙휙 나갔다.

돈을 쓰는 것이 나쁜 게 아니라 꼭 필요한 데 값지게 쓰지 못한 것이 잘못이었다. 그래서 건강을 살리고 나의 가치를 높이는 데 돈을 쓰기로 했다. 일대일 트레이닝을 받고 건강한 먹거리를 준비하는 데 더 많은 가치를 두기로 한 것이다. 그러다 보니 몸이 건강해지고, 의료비가 줄었다.

하지만 몸매가 살아나면서 옷태가 나니 의류 구매비가 늘어났다. 같은 돈을 쓰는 데도 나의 건강과 삶의 질에 많은 변화가 생긴 것이다. 투자하려면 우리의 건강에 하자. 그것이 현명한 선택이다.

‖ 정확하게 운동하기

아무리 좋은 운동을 소개해 주어도 무턱대고 따라 하거나 건성건성 하면 별 효과가 없다. 몸에 땀이 나도록 심혈을 기울여 한 동작 한 동작 정확하게 하는 것이 중요하다. 아무리 좋은 프로그램을 제시해 주어도 그것을 어떻게 받아들이고 실행하느냐가 성공 여부를 결정하는 결정적 요인이 된다. 정확하게 온 힘을 다해 운동하면 몸이 먼저 알고 반응한다.

나도 그것을 깨닫고 나서야 운동의 효과를 제대로 볼 수 있었다.

‖ 항상 움직이기

틈만 나면 앉고 눕던 나! 동면에 들어간 한 마리의 곰이 생각난다. 하지만 지금은 되도록 몸을 골고루 많이 움직이려고 한다. 집 안에서도 가만히 있기보다는 청소를 하고 손빨래를 하며 내 몸을 더 많이 쓴다. 엘리베이터를 기다리느니 계단으로 걸어 내려가고 책을 볼 때도 서서 발끝을 세우고 내리기를 반복한다. 또 TV를 보거나 음악을 들을 때도 쭉쭉 몸을 늘리는 스트레칭을 한다. 그러다 보니 이제는 가만히 있는 것이 더 어색하다. 어느새 몸을 움직이는 것이 습관이 되어가고 있다.

그런데 이렇게 생활 속에서 활동량이 늘어나니 다이어트 효과 외에도 무기력하던 생활에 전에 없던 활력이 생겨났다. 다이어트는 우리의 삶에 대한 자세까지도 변화시키는 마법과 같다.

다이어트 목욕법

반신욕

반신욕을 하면 몸의 체온을 올려 주어 우리가 휴식을 취할 때보다 15퍼센트나 많은 칼로리(180~200칼로리)를 소비하게 된다. 이는 혈액순환이 활성화되면서 기초대사량을 증가시키기 때문이란다. 또 반신욕이 끝난 후에도 평상시보다 더 많은 에너지를 소비하게 된다니 다이어트에 효과적인 목욕법을 활용해 보자. 나는 늘 운동 후 반신욕을 한다. 다이어트 효과 외에도 피로를 풀어 주고 어깨나 목 결림을 없애주어 좋다.

반신욕 방법

1 반신욕 전에는 시원한 물을 한 잔 마신다(이는 몸에 수분을 보충해 주어 몸 속 노폐물을 배출하는 데 도움을 주고자 하기 위함이다).
2 물 온도는 40도 정도, 욕실은 차가운 느낌이 들지 않도록 준비한다.
3 탕에 들어가기 전에 심장과 먼 곳부터 물을 뿌려준다.
4 명치 위쪽 어깨나 팔 부분이 물속에 담기지 않도록 한다.
5 물에 15~20분 정도 몸을 담근다(반신욕을 하는 중에 현기증이 느껴지거나 더울 때는 찬 수건을 이마에 올린다).

6 반신욕을 마친 후에는 하체 온도가 떨어지지 않도록 두꺼운 수건이나 담요를 덮고 나온다. 또 온도를 유지하기 위해 양말부터 신어 발을 보호한다.

7 반신욕 후에는 휴식을 충분히 취한다.

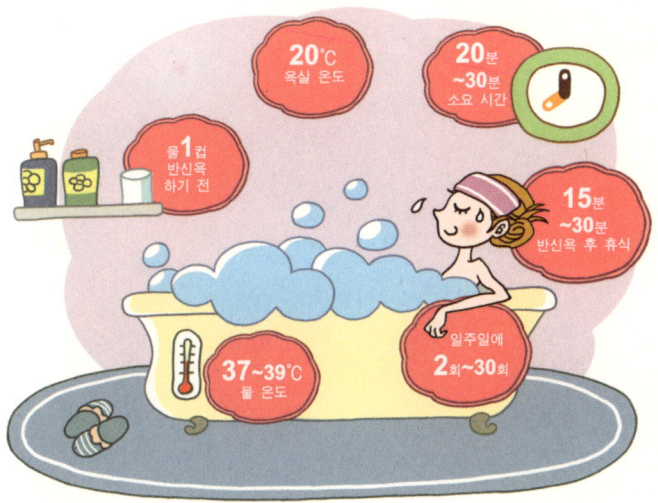

TIP

몸에 부기가 오르고 피로할 때면 물 200밀리리터를 마시고 사우나에 들어간다. 이때 바닥에 누워 다리를 들고 있으면 온몸에 땀이 잘 나고 얼굴 피부도 덜 상하게 되어 좋다. 이는 뜨거운 공기가 위로 가고, 차가운 공기가 아래로 내려가는 원리에 따른 것이다. 그러나 사우나에서 지나치게 오랜 시간을 보내는 것은 피하도록 하자. 나의 경우 촬영 전 몸이 찌뿌듯하고 부기가 있을 때면 이 방법을 통해 효과를 본 적이 많다.

6장

성공이냐? 실패냐?

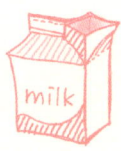

몸을 망치는 다이어트는 안 돼!

내 몸을 건강하게 하는 다이어트

살을 빼는 과정은 일반적으로 2단계로 구분할 수 있다. 1단계에서는 희망 체중이 될 때까지 살을 빼는 과정을 말한다. 보통 많은 사람은 이때 빨리 원하는 만큼 살을 빼기 위해 많은 노력을 기울인다. 우리가 앞에서 8주간 강도 높은 다이어트를 실행했던 것이 여기에 속한다. 그럼 2단계는 이렇게 뺀 살을 장기간 그대로 유지하는 과정으로 우리가 앞으로 밟게 될 과정이다.

4주에서 8주만 노력해도 체중계의 숫자는 아래로 떨어지고 살이 빠진다. 땀과 노력의 결과를 눈으로 확인할 수 있으니 얼마나 기분 좋은 경험인가? 하지만 이것은 시작일 뿐이다. 단기간에 살을 뺐다고 해서 평생 유지되는 것은 아니다. 만일 여기서 내가 단 4주만 노력하면 평생 날씬하게 살 수 있다고 말한다면 그것은 거짓말이다.

나의 경험에 비추어 볼 때 단 2~3주 만에 혹은 1~2개월 안에 누구누구처럼 날씬해질 수 있다고 광고하는 다이어트법들은 모두 사람을 끌어들여 돈을 벌기 위한 하나의 속임수였다. 물론 일시적으로는 살이 빠지는 것처럼 보일 수는 있겠지만 하나같이 일반식을 먹기 시작하면 그전과 같은 몸무게로 돌아가거나 그 이상 살이 오르게 된다.

더 끔찍한 것은 이와 같은 다이어트가 반복될수록 점점 더 살이 찌고 몸이 망가진다는 사실이다. 지나친 식이요법과 운동으로 지친 몸은 더욱 긴장하게 되어 몸 안에 조금만 영양분이 남아 있어도 쌓아두려 한다. 그래서 요요 현상이 찾아오게 되고, 우리 몸은 더 쉽게 살찌는 체질로 바뀌는 것이다. 결국 무리한 다이어트가 내 몸을 망치고 더 살찌게 하는 원인이 되었던 것이다.

하지만 4주에서 8주만 잘못된 생활 습관을 바꾸고 운동과 식이요법을 성실하게 조절해도 우리 몸은 긍정적인 변화를 보인다. 이런 경험이 요요 없는 건강한 다이어트를 지속하는 데 있어 꼭 필요한 동기부여가 된다. 나는 그랬다. 잘못된 다이어트를 반복하다 실패로 끝난 사람들은 다이어트를 할 때 가장 쉽게 떠올리는 운동이나 식이요법조차 신뢰하지 못하는 경우가 많다.

그래서 고통 없이 손쉽게 할 수 있는 다이어트법을 찾아 끊임없이 기웃거리는 것이다. 하지만 잘못된 생활 습관을 바로 잡고, 먹는 것을 줄이고 운동을 하는 것은 다이어트를 할 때 가장 기본이 되는 것이며 우리가 평생 신뢰하고 받아들여야 하는 핵심 요인이다. 8주간의 강도 높은 다이어트를 통해 살이 빠지는 것을 경험했다면 다이어트를 하는 데 무엇이 중요한지 스스로 깨닫게 된다.

우리는 한때 살이 빠지는 데 만족해서는 안 된다. 그렇다고 평생 닭 가슴살에 채소만 먹고, 무리한 운동을 하며 살 수도 없다. 하지만 우리 몸을 살리고 아름다운 몸매를 만들려면 우리의 생활 전반에 깔렸던 잘못된 습관을 걷어내고, 바르게 먹고, 운동을 게을리해서는 안 된다.

실제로 단기간에 살을 빼는 것보다 1년, 10년, 20년 그 이상 희망 체중을 유지하는 일이 훨씬 더 어렵다. 그래서 감량한 목표 체중을 유지하고, 다이어트의 스트레스에서 벗어나려면 올바른 생활 습관, 식사 습관, 운동 습관을 몸과 마음에서 거부감 없이 받아들이도록 익숙하게 만드는 것이 중요하다. 처음에는 많은 노력과 투자가 필요하겠지만 3개월만 꾸준히 하면 습관들이기에 성공할 수 있다. 그렇게 되면 평생 해야 할 다이어트를 좀 더 편안하게 지속할 수 있게 된다. 지금도 나는 여전히 다이어트 중이지만 이전보다는 훨씬 부담 없이 다이어트를 계속하고 있다.

지나친 것은 모자라느니만 못하다는 말처럼 오래 유지할 수 없다면 과도하게 줄이고, 거세게 몰아붙이기는 금물! 조급한 마음을 버리고, 좋은 습관을 들이며 운동과 식이 요법을 오래 유지하는 것이 관건! 잊지 말자! 다이어트는 평생을 함께 가야 할 친구와 같다.

4주간의 강도 높은 다이어트를 통해 1단계 체중 감량에 성공할 수 있었다. 즉 63킬로그램에서 59킬로그램이 되었다. 이것이 동기부여가 되어 식이요법과 운동을 병행한 다이어트를 지속하면서 5개월 만에 2차 목표였던 55킬로그램이 되었다. 거의 일 년 만에 최종 체중 감량 목표였던 52킬로그램에 도달했다. 현재 그 이상 체중 감량을 더 하려 하지 않으며 52킬로그램을 유지하며 건강하게 생활하는 것에 주력하고 있다.

> 희망 체중을 오래 유지하기 위한 점검 사항
> - 잘못된 생활 습관을 바로잡고 좋은 습관들이기
> - 몸에 좋은 음식으로 배부르지 않게 먹기
> - 운동은 적당히 매일하기

요요가 무섭다고?

요요 걱정 없애기–식단, 운동법

요요 현상은 과도하고 불규칙한 다이어트로 생기는 심각한 부작용이다. 다이어트를 한답시고 급격하게 먹는 것을 줄이거나 굶게 되면 일시적으로는 쉽게 살이 빠지지만 체내의 수분과 단백질이 줄어들어 머지않아 피로를 느끼게 되고 식이 요법을 중단해야 하는 상황에 놓이게 된다.

그래서 원래대로 먹게 되면 우리 몸은 이전의 경험에 비추어 비상사태에 대비하여 남아 있는 영양소를 모두 지방으로 저장하게 된다. 이렇게 우리 몸의 지방 저장 능력이 향상되면 근육량이 감소하면서 기초대사량을 떨어뜨리게 된다. 그리고 그 때문에 식사량을 더 줄여도 몸무게는 오히려 늘어나게 되는 것이다.

다시 말해 불규칙한 식사 시간, 금식, 폭식, 절식을 반복하는 잘못된 다이어트는 요요 현상과 더불어 우리 몸에 필요한 영양분을 제대로 공급하지 못하게 하고 기초대사량을 감소시켜 다이어트에도 도움이 되지 않는다. 특히 우리 몸에 체지방량이 많아지게 되면 당뇨, 고혈압, 관절염 등의 합병증을 불러올 수 있어 더욱 조심해야 한다.

나 역시 다이어트를 시작하기 전에 고지혈증 판정을 받았으니 그냥 두면 또 다른 합병증을 불러왔을 것이다. 우리가 잊지 말아야 할 것은 남보다 쉽고 빠르게 다이어트를 하려고 하다 보면 반드시 요요를 겪게 된다는 것이다. 다이어트를 할 때 요령을 피운다면 요요가 친구 하자고 따라올 테니 천천히 정도를 가려고 노력하자.

그럼 살을 빼고 난 후 어떻게 유지해야 물만 먹어도 살이찐다는 요요에서 벗어날 수 있는 걸까? 그건 균형 있고 지속적이 다이어트를 하는 것이다. 생활 습관을 바꾸고 꾸준히 식이 요법과 운동을 병행하는 것이야말로 요요 없는 다이어트로 몸과 마음을 건강하게 만드는 유일한 방법이다. 지속해서 운동하면 근육량이 늘어나 기초대사량을 높일 수 있고, 이 때문에 강도 높은 식이 요법과 운동을 하지 않고도 원하는 체중을 유지할 수 있게 되는 것이다.

다이어트! 평생 함께 가야 할 친구와 같다면 즐기면서 오래 유지할 수 있어야 한다. 그렇다면 지나쳐서 몸에 무리를 주어서도 안 되고 절식이나 금식에서 오는 스트레스로 마음을 병들게 해서도 안 된다. 한걸음 물러나서 여유롭게 할 수 있어야 하고 그 가운데 즐거움이 있어야 한다. 그러므로 유지기에 필요한 식단과 운동법의 예를 제시하니 체중 감량과 더불어 최종 목표 체중을 평생 유지할 수 있도록 힘쓰자.

‖ 다이어트 유지기의 식단

최종 목표 체중에 도달했다고 해도 이를 지속해서 유지하기 위해서는 음식의 열량을 고려하지 않을 수 없다. 그래서 여전히 불필요한 열량의 과다 섭취를 막기 위해 노력해야 한다. 다이어트 식단이라고 해서 실행기에서와같이 제한하는 것이 많다면 오래 유지할 수 없다. 그러므로 일반식으로 돌아가되 다이어트에 좋은 식재료, 조리법을 활용하여 같은 양을 먹어도 우리 몸과 다이어트에 더 이롭도록 해야 한다.

날씬한 몸을 유지하도록 먹는 방법

- 일반식으로 먹되 처음에는 1/2인분 정도만 먹는다.
- 포만감 유지를 위해 채소 → 고기, 생선, 달걀 → 탄수화물 순으로 먹는다. 이때 되도록 탄수화물의 과다 섭취를 자제한다.
- 고기는 살코기 위주로 먹는다.
- 배고플 때까지 있다가 과식을 하지 않도록 주의하며 식사와 식사 중간에 간식을 먹는다. 이때 당지수가 낮은 저열량 과일, 저지방 우유, 견과류를 섭취한다.
- 채소나 해조류와 같이 섬유질이 풍부한 식품을 음식재료로 선택한다.
- 식품을 고를 때는 식품 성분을 확인하고, 지방 함량이 적은 것은 고른다.
- 가공식품에는 방부제와 화학물질이 다량 포함되어 있으니 되도록 피한다.
- 신선한 제철 식품을 우선으로 선택하여 먹는다.
- 조리법으로 구이를 활용한다. 되도록 기름을 쓰지 않고 담백하게 먹는다.
- 양념이나 소금은 가능한 한 적게 사용한다.
- 볶음 요리는 기름 대신 물을 이용한다.

❖ 항상 명심할 것은 먹은 열량보다 소모한 열량이 많아야 살은 빠진다는 것이다. 위의 주의사항을 기억하고 자신에게 딱 맞는 다이어트 식단을 짜 보아도 좋다.

감량한 체중을 유지하기 위해 기름기를 확 줄인 권진영의 다이어트 식단의 예

아침	현미 콩밥 감잣국 버섯구약나물 볶음 백김치	현미 보리밥 미역국 두부구이 호두 멸치볶음	현미밥 쇠고기 고추장조림 무나물 단호박 샐러드
오전 간식	토마토 1개	고구마 1개	아몬드 10알
점심	호밀빵 닭가슴살 샌드위치 저지방 우유	참치볶음밥 토마토 양상추샐러드	불고기샌드위치 자몽주스
오후 간식	저지방 우유 1잔	두유 1잔	플레인 요구르트
저녁	현미 보리밥 두부스테이크 닭가슴살 캐슈너트 볶음 미역무침	현미밥 단호박 닭가슴살 볶음 연근조림 도토리묵 샐러드	현미 콩밥 삼치구이 미나리나물 브로콜리 새우볶음

다이어트에 참고될 만한 한식, 중식, 양식, 분식 등에 따른 식품의 열량

유지기에 접어들면서 다이어트 전과 같이 일반식을 겁 없이 즐긴다면 다이어트는 또다시 실패로 끝나게 될 것이다. 내 몸의 건강과 그동안 쏟았던 노력과 땀을 기억하며 일반식으로 돌아가되 아래의 표를 참고로 하여 열량도 다시 한 번 짚어 보고 건강하게 먹도록 끊임없이 노력하는 것이 중요하다.

한식

종류	단위	칼로리	종류	단위	칼로리
쌀밥	1공기	300	호박볶음	1그릇	15
현미밥	1공기	245	쇠고기 전골	1인분	148
보리밥	1공기	247	콩비지찌개	1인분	204
콩밥	1공기	254	김치찌개	1인분	204
미역 오이냉국	1그릇	11	순두부찌개	1인분	115
콩나물국	1그릇	60	비빔밥	1인분	430
미역국	1그릇	110	김치볶음밥	1인분	495
북엇국	1그릇	190	부대찌개	1인분	343
잣죽	1그릇	340	두부된장찌개	1인분	130
오이부추무침	1그릇	47	곱창전골	1인분	300
미나리 나물	1그릇	40	갈비탕	1인분	200
애호박나물	1그릇	52	해물탕	1인분	330
콩자반	1그릇	28	불고기덮밥	1인분	374
멸치볶음	3그램	10	감자탕	1인분	455
장조림	1그릇	63	제육덮밥	1인분	300
해파리냉채	1그릇	189	김밥	1인분	636
더덕구이	30그램	45	파전	1인분	374
깍두기	80그램	25	호박전	1/4개	195
배추김치	80그램	26	잡채	1인분	150
열무김치	80그램	17	무생채	1인분	230

종류	단위	칼로리	종류	단위	칼로리
달걀찜	1인분	80	무나물	1인분	30
북어찜	1/4마리	170	달걀말이	1인분	140
돼지갈비찜	100그램	260	빈대떡	1인분	320
닭찜	100그램	290	명란젓	20그램	20
새우튀김	1인분	260	게장	1인분	40
어묵조림	1그릇	114	불고기	1인분	83

중식&일식

종류	단위	칼로리	종류	단위	칼로리
짜장면	1인분	670	우동	1인분	385
짬뽕	1인분	404	새우회	5마리	66
잡채밥	1인분	715	굴회	1그릇	74
볶음밥	1인분	692	회덮밥	1인분	569
탕수육	1인분	616	유부초밥	1인분	800

양식

종류	단위	칼로리	종류	단위	칼로리
오이피클	100그램	48	참외	1조각	260
양송이수프	1인분	117	생크림케이크	1조각	330
딸기잼 바른 식빵	1조각	165	버터크림케이크	1조각	411
마늘바게트	1조각	200	파운드케이크	100그램	396
햄치즈샌드위치	1조각	468	하드롤	1개	150
모닝빵	1개	41	애플파이	100그램	317
프렌치빵	1개	42	슈크림	100그램	250
카스텔라	1개	160	식빵	1조각	102
곰보빵	1개	200	스테이크	1인분	1259
모카빵	1개	52	돈까스	1인분	700
팥빵	1개	52	스파게티	1인분	580
초코도넛	1개	281	감자샐러드	1그릇	184
크림빵	1개	270	타코샐러드	1그릇	325
크루아상	100그램	430	모듬샐러드	1그릇	350

패스트푸드

종류	단위	칼로리	종류	단위	칼로리
피자	1조각	235	KFC비스킷	1개	284
맥도날드 햄버거	1개	256	KFC코우슬로	1컵	288
맥도날드 밀크셰이크	1컵	293	애플파이	1개	368
롯데리아 새우버거	1개	444	프렌치프라이	1봉지	270
KFC치킨	1조각	167	어니언링	1봉지	265
KFC치킨너겟	5조각	284	치킨샌드위치	1개	492

분식 인스턴트식품

종류	단위	칼로리	종류	단위	칼로리
수제비	1인분	200	치즈	1장	66
칼국수	1인분	580	라면	1개	455
국수장국	1인분	420	아몬드	1컵	60
비빔국수	1인분	460	프루츠 칵테일	1컵	36
콩국수	1인분	550	참치 통조림	1캔	544
메밀국수	1인분	290	슬라이스 햄	1장	25
찐만두	10개	197	베이컨	1장	53
만둣국	1인분	540	즉석죽	1인분	156
떡국	1인분	620	3분카레	200그램	175
호빵	1개	283	쇠고기 카레	200그램	195
떡볶이	1인분	402	오뚜기카레매운맛	100그램	420
어묵	1개	126	오뚜기쇠고기카레	100그램	420
튀김	1개	171	야채수프	80그램	260
호떡	1개	270	레또쇠고기간짜장	200그램	215
핫도그	1개	249	쇠고기수프	80그램	355
가래떡	1토막	120	크림수프	80그램	355
물냉면	1인분	510	레또쇠고기덮밥소스	200그램	190
비빔냉면	1인분	479			

유지기 나만의 식단 짜기

칼로리표를 참고로 하여 좋아하는 메뉴를 골라 나만의 다이어트 식단을 만들어 보자. 이때 될 수 있으면 몸에 좋은 식품을 선택하도록 하고 한 끼 식사는 450칼로리를 넘지 않도록 주의한다.

구분	월	화	수	목	금	토
아침						
오전 간식						
점심						
오후 간식						
저녁						

‖ 다이어트 유지기의 운동법

다이어트의 실행기에서는 체중을 줄이는 게 목표였다면 유지기에는 이를 유지 관리하는 데 그 초점을 맞추어야 한다. 그래서 유지기에는 체지방을 줄이는 데 효과적인 유산소 운동보다 근육을 살리는 근력 운동을 하는 데 좀 더 많은 시간을 할애하는 것이 효과적이다.

또 생활 가운데 걷고, 구부리고, 펴는 등의 활동량을 늘려 소모되는 열량의 양을 늘리도록 해야 한다. 꼭 강도 높은 운동이 아니더라도 이때 쓰이는 열량이 격한 운동을 할 때와 비교해 크게 뒤지지 않는다고 하니 몸을 움직이는 일을 생활화하자. 이것은 우리의 삶에 대한 태도까지도 적극적이고, 긍정적으로 바꾸어 준다.

신체 부위별 집중 근력 운동프로그램

유지기에는 전신 체력강화운동을 기반으로 하여 몸의 라인을 아름답게 잡아주는 단계이다. 운동 초반에는 몸의 큰 근육들을 세분화하여 전신의 균형을 잡는데 힘썼다면 유지기에는 감량한 체중을 유지하며 허리, 엉덩이, 복근을 좀 더 탄력 있고 매력적으로 만드는 신체 부위별 근력 운동에 주력한다.

살이 빠지고 목표 체중에 도달했다고 방심하면 그동안의 노력이 하루아침에 물거품이 될 수도 있다. 그러므로 마음의 여유를 갖고, 매일 주어진 운동을 성실히 수행하여 아름다운 몸매와 건강을 유지 관리하도록 해야 한다.

유지기 운동프로그램은 새로운 것이 아니다. 5~8주차 실행기 운동에 앞으로 소개될 신체 부위별 집중 운동법을 결합하여 트레이닝 하면 된다. 먼저 5~8주차 실행기 운동을 한 후에 본인이 원하는 신체 부위의 근력 운동을 선택하여 추가로 실행한다. 신체 부위별 집중 근력 운동은 요일별로 다르게 할 수도 있고, 본인이 원하는 부위를 며칠에 걸쳐 집중적으로 할 수도 있다.

이렇게 하면 유지기에도 체지방을 태우면서 근육을 효과적으로 강화시켜 줄 수 있다. 이때 주의할 것은 제시된 동작을 각 순서에 맞게 정해진 횟수, 세트만큼 연이어 실시하는 것이다. 또 이미 익힌 실행기 운동의 순서나 운동 횟수를 바꾸어 나만의 운동 프로그램을 새롭게 짜서 실시하는 것도 좋은 방법이다. 이것은 영리한 우리 몸의 숨겨진 비밀에 따른 것이다.

우리 몸은 새로운 자극에는 짧은 시간에도 빠르게 반응하지만 운동법이나 강도가 지속해서 유지되면 어느새 적응하게 되어 운동 효과가 떨어지게 된다. 그래서 운동의 효과를 높이고 체중을 유지하기 위해서는 몸이 우리의 운동법에 적응하기 이전에 운동을 추가하거나 빨리 방법을 바꾸어 변화를 주는 것이 좋다.

꼭 알아둘 점

- 운동 순서를 기억하고 차례로 실행한다(운동 전 스트레칭-유지기 운동 프로그램-마무리 스트레칭).
- 각 운동 동작의 횟수를 확인하고, 세트를 채운다. 만약 매일 운동을 지속해서 진행하기 어렵다면 수요일, 일요일은 동네 한 바퀴 뛰기로 대체할 수 있다.
- 실행기에서 익숙한 동작을 반복할 때 운동 동작이 지겨울 수 있으니 운동 순서나 횟수에 변화를 주어 실행해 본다. 또 마인드컨트롤로 규칙적인 운동 습관을 기르고, 개별 동작을 정확히 하도록 한다.
- 바쁜 생활 가운데 식이요법이나 운동을 계획대로 지키지 못했다고 해서 포기하지 말자. 언제든지 마음을 다잡고 다시 시작하며 이 때문인 스트레스를 받지 않도록 한다.
- 적어도 3개월 이상 지속하며 먹은 만큼 운동을 통해 소비하도록 한다.

유지기 운동 프로그램에 활용될 신체 부위별 집중 훈련 동작표

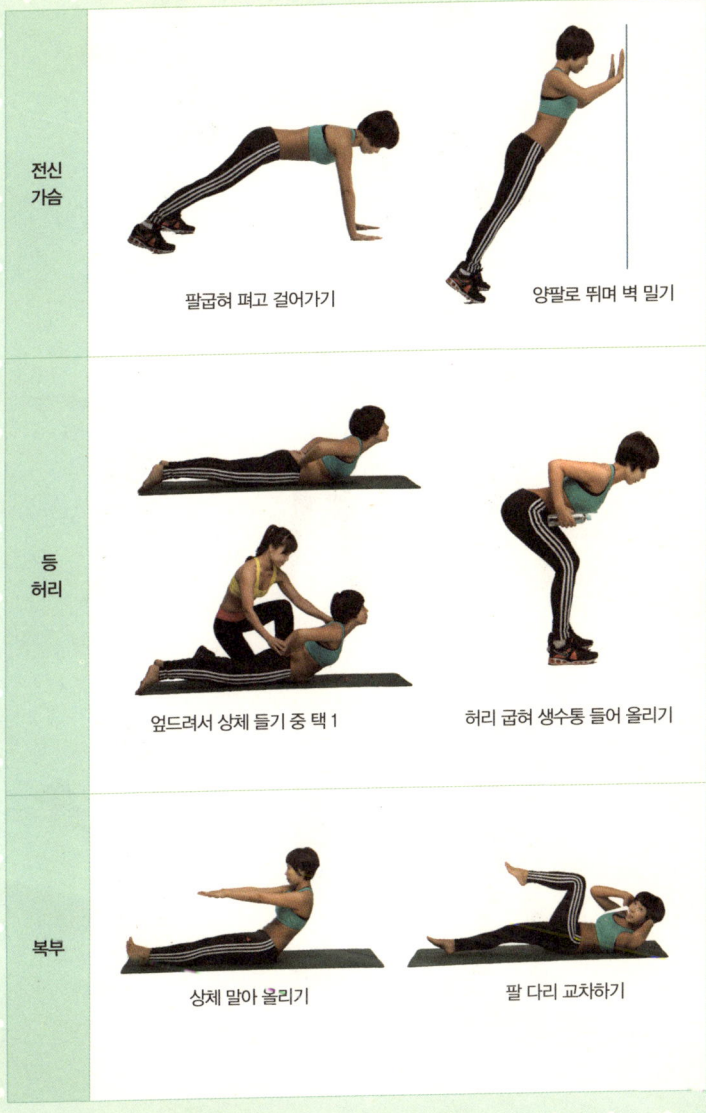

전신 가슴	팔굽혀 펴고 걸어가기 / 양팔로 뛰며 벽 밀기
등 허리	엎드려서 상체 들기 중 택 1 / 허리 굽혀 생수통 들어 올리기
복부	상체 말아 올리기 / 팔 다리 교차하기

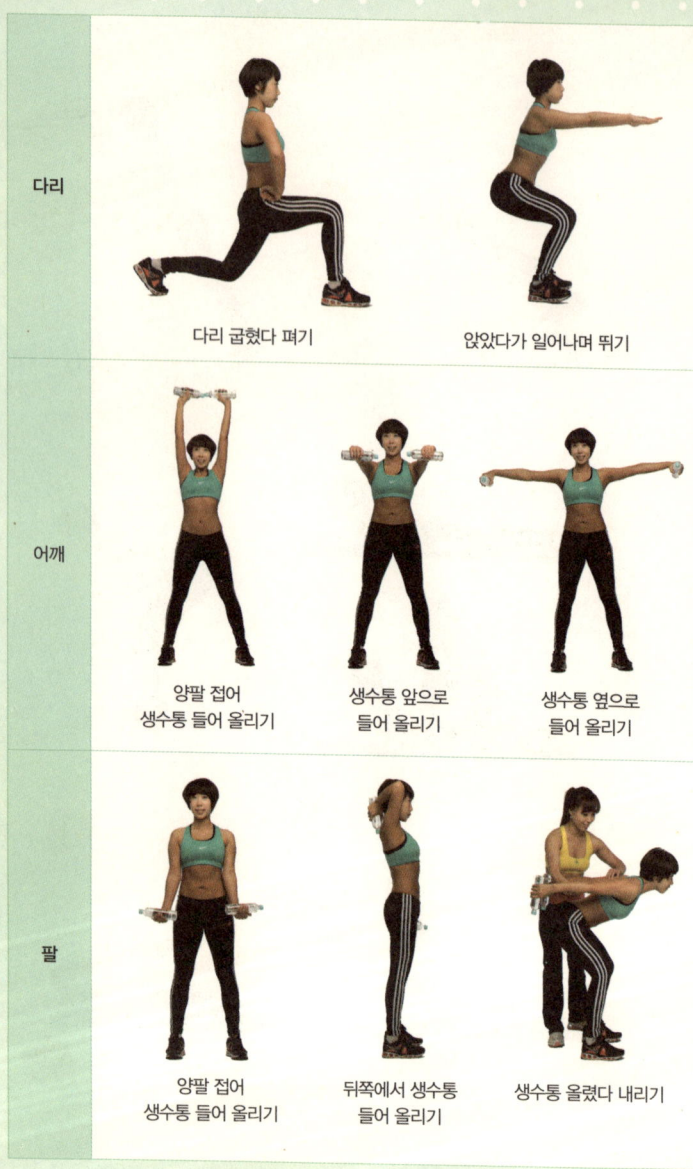

다리	다리 굽혔다 펴기 / 앉았다가 일어나며 뛰기
어깨	양팔 접어 생수통 들어 올리기 / 생수통 앞으로 들어 올리기 / 생수통 옆으로 들어 올리기
팔	양팔 접어 생수통 들어 올리기 / 뒤쪽에서 생수통 들어 올리기 / 생수통 올렸다 내리기

유지기 신체 부위별 집중 훈련 동작 | 전신·가슴

(해변에서 주목받는 가슴, 차진 엉덩이 만들기)

각 운동 동작 별로 회수와 세트를 지켜서 실시, 세트 사이 30초 이내 휴식
가슴 근육을 자극하여 벌어진 가슴을 모으고 탄력을 높여준다.

팔굽혀 펴고 걸어가기

1세트–8~10회, 3세트 실시

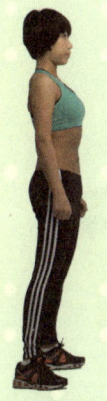

1 다리를 어깨너비의 두 배만큼 벌리고 선다.

2 상체를 숙이고, 양팔로 앞으로 걸어가서 팔
굽혀 펴기를 한다.

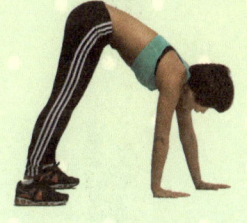

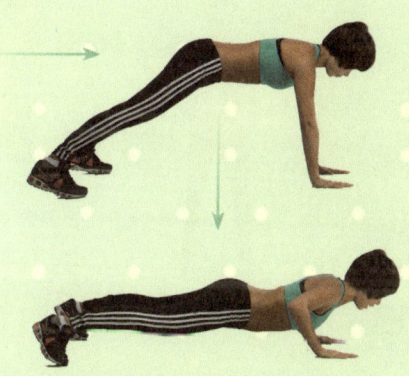

3 다시 양팔로 다리 방향으로 걸어와 처음
자세로 돌아간다.

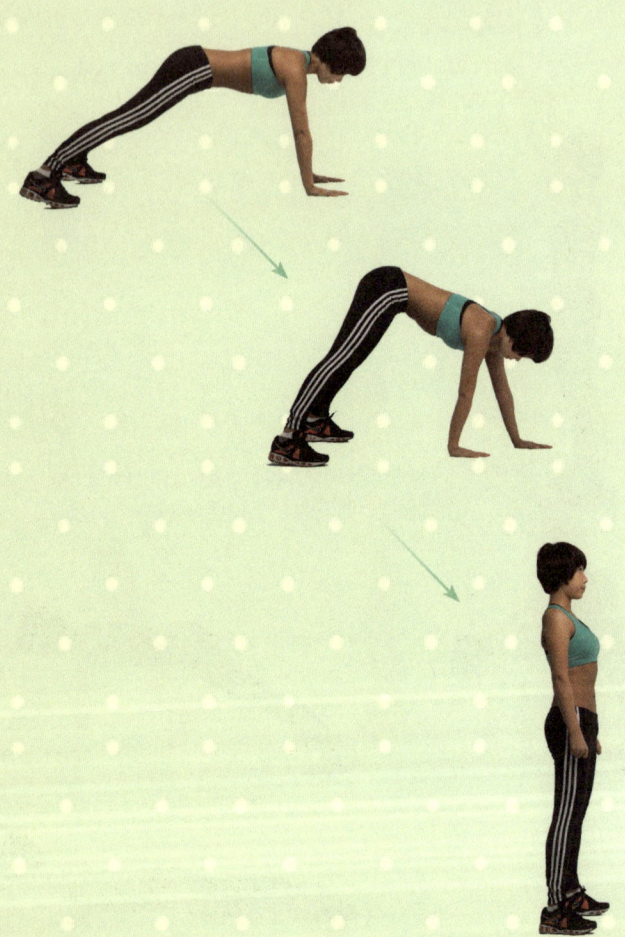

양팔로 뛰며 벽 밀기

1세트-12~15회, 2세트 실시

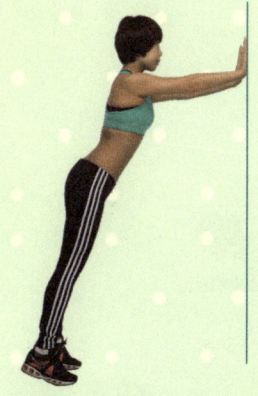

1 다리를 어깨너비로 벌리고 양팔을 벽에
대고 선다.

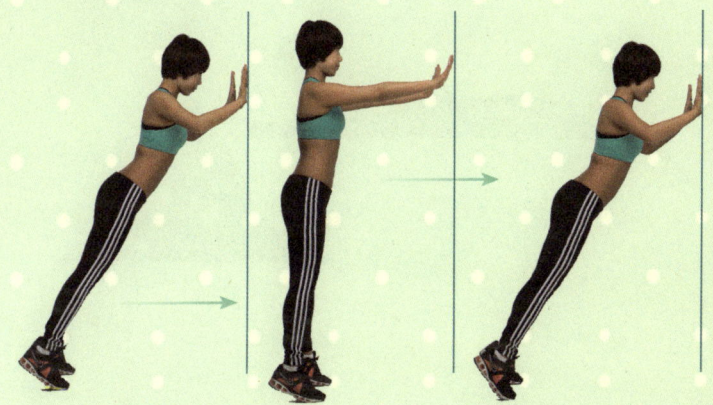

2 팔굽혀 펴기를 하고, 양팔을 점프하
면서 편 후 다시 팔굽혀 펴기 자세로
돌아간다.

3 같은 방법으로 연속해서 실시한
다(벽에 얼굴을 부딪치지 않도록 주
의한다).

유지기 신체 부위별 집중 훈련 동작 | 등·허리
(꼿꼿한 등, 아찔한 곡선 허리 만들기)

각 운동 동작 별로 회수와 세트를 지켜서 실시, 세트 사이 30초 이내 휴식,
등, 허리, 옆구리 부분의 근육을 강화시켜 바른 자세와 군살 없는 상체 라인을 만들어 준다.

엎드려서 상체 들기

1세트-20회, 3세트 실시

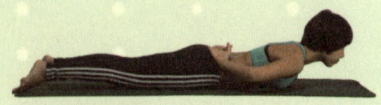

1 다리를 어깨너비로 벌리고 엎드린 자세에서 양팔은 뒷짐을 진다.

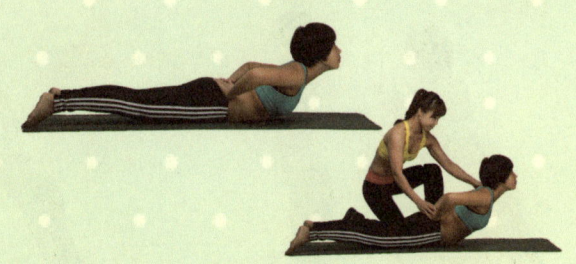

2 허리에 힘을 주고 지그시 상체를 뒤로 젖힌다.

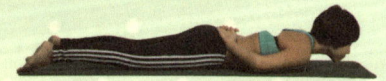

3 1초 정도 멈춘다는 느낌으로 실시하고 제자리로 돌아간다.

허리 굽혀 생수통 들어 올리기

1세트–20회, 3세트 실시

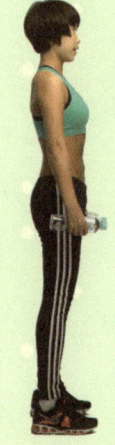

1 양손에 생수통을 쥐고, 양 발은 어깨너비로 벌리고 선다.

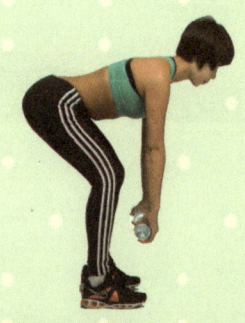

2 허리를 숙이고 등을 편 상태에 서 무릎을 약간 굽힌다.

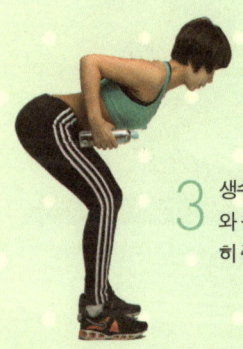

3 생수통을 잡은 양팔을 당겨 팔꿈치 와 등이 나란히 되도록 한 다음 천천 히 준비 자세로 돌아온 후 반복한다.

유지기 신체 부위별 집중 훈련 동작|복부
(아이돌 복근 만들기)

각 운동 동작 별로 회수와 세트를 지켜서 실시, 세트 사이 30초 이내 휴식.
복부의 체지방을 줄이고 탄력 있는 복근을 만들어준다.

상체 말아 올리기

1세트-10~15회, 3세트 실시

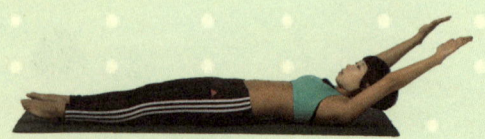

1 누운 자세에서 양손을 바닥에 닿지 않도록
해서 위로 올린다.

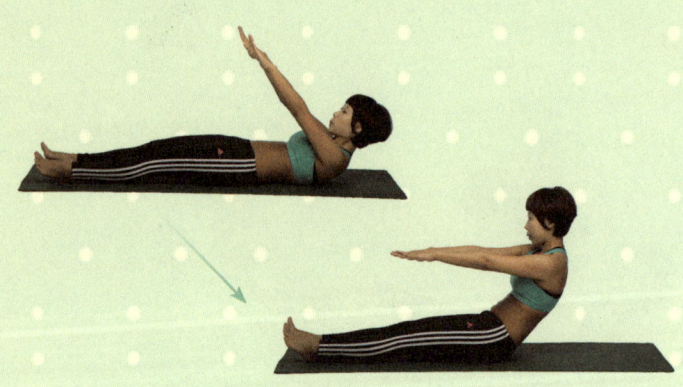

2 복부에 힘을 주며 양손을 앞으로 향하게 하여
상체를 일으킨다.

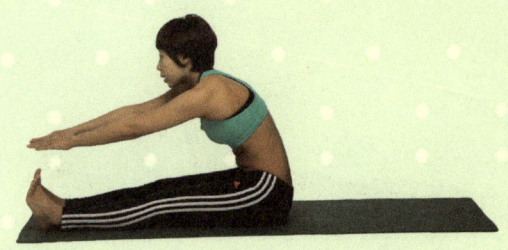

3 몸을 말아준다는 느낌으로 실시하며 복
부의 긴장을 유지한다.

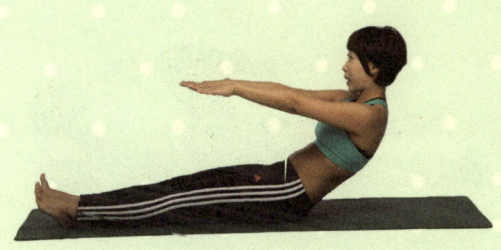

4 천천히 상체와 양손을 내려 준비 자세로
돌아간 후 반복한다.

팔 다리 교차하기

1세트-20회, 3세트 실시

1 누운 자세에서 복부에 힘을 주며 오른쪽 팔꿈치와 왼쪽 무릎이 닿을 정도로 몸을 당긴다.

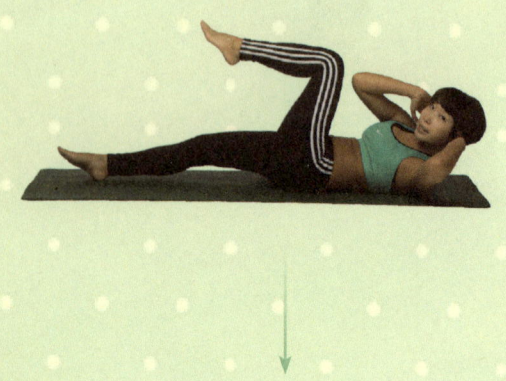

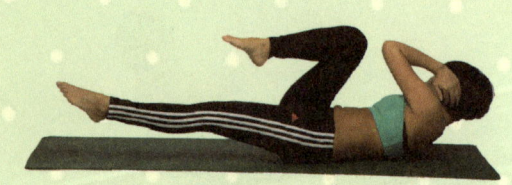

2 반대쪽도 같은 방법으로 실시하며 오른쪽, 왼쪽을 번갈아 천천히 반복한다.

유지기 신체 부위별 집중 훈련 동작 | 다리
(오동통 닭 다리는 가라~ 늘씬한 스키니 다리 만들기)

각 운동 동작 별로 회수와 세트를 지켜서 실시, 세트 사이 30초 이내 휴식
다리 근육을 자극하여 종아리와 발목의 피로를 풀어주고 날씬하고 미끈하게 만들어
준다.

다리 굽혔다 펴기
1세트-15~20회, 3세트 실시

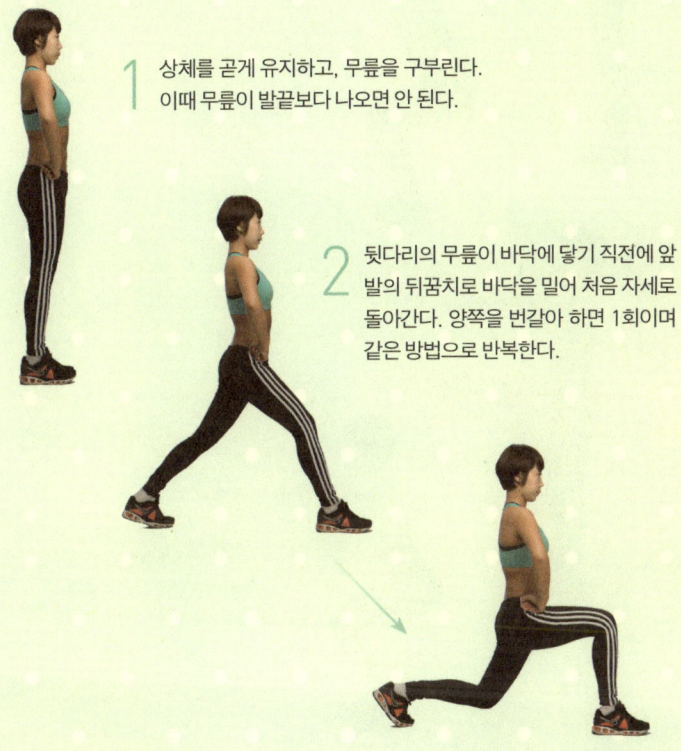

1 상체를 곧게 유지하고, 무릎을 구부린다.
이때 무릎이 발끝보다 나오면 안 된다.

2 뒷다리의 무릎이 바닥에 닿기 직전에 앞
발의 뒤꿈치로 바닥을 밀어 처음 자세로
돌아간다. 양쪽을 번갈아 하면 1회이며
같은 방법으로 반복한다.

앉았다가 일어나며 뛰기

1세트-10〜15회, 3세트 실시

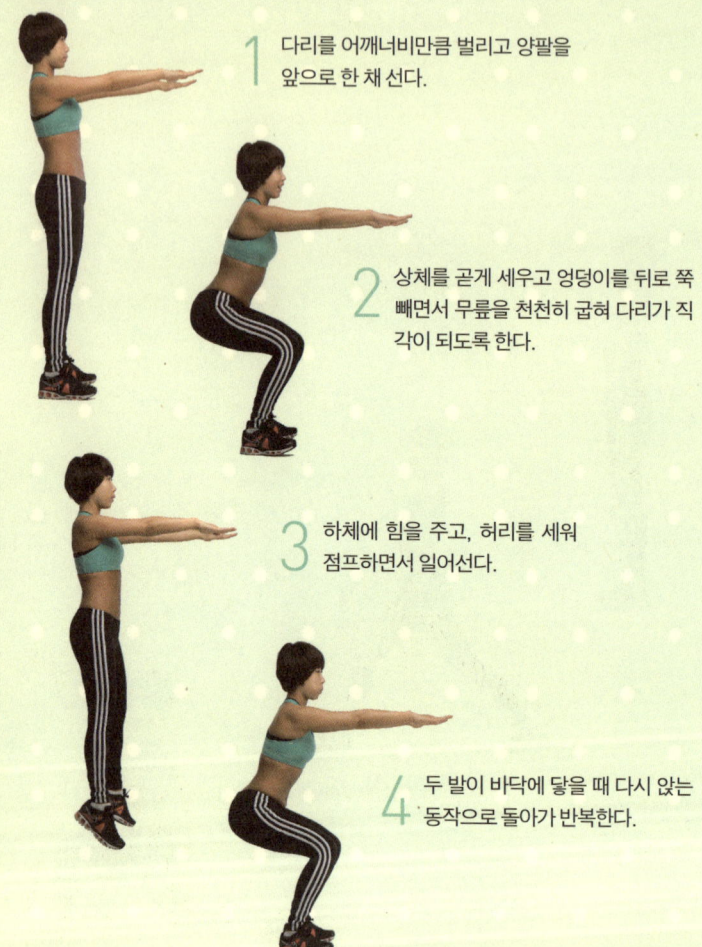

1 다리를 어깨너비만큼 벌리고 양팔을 앞으로 한 채 선다.

2 상체를 곧게 세우고 엉덩이를 뒤로 쭉 빼면서 무릎을 천천히 굽혀 다리가 직각이 되도록 한다.

3 하체에 힘을 주고, 허리를 세워 점프하면서 일어선다.

4 두 발이 바닥에 닿을 때 다시 앉는 동작으로 돌아가 반복한다.

유지기 신체 부위별 집중 훈련 동작 | 어깨
(옷발을 살리는 아름다운 어깨선 만들기)

각 운동 동작 별로 회수와 세트를 지켜서 실시, 세트 사이 30초 이내 휴식
목선과 어깨선을 자극하여 부드러운 목선과 매력적인 쇄골을 만들어 준다.

생수통 들어 올리기
1세트-20~30회, 3세트 실시

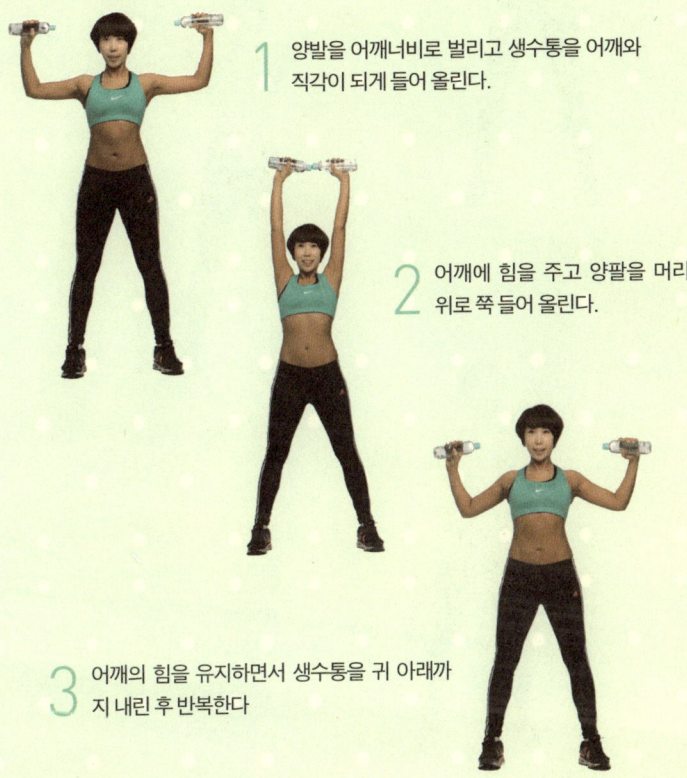

1 양발을 어깨너비로 벌리고 생수통을 어깨와
   직각이 되게 들어 올린다.

2 어깨에 힘을 주고 양팔을 머리
   위로 쭉 들어 올린다.

3 어깨의 힘을 유지하면서 생수통을 귀 아래까
   지 내린 후 반복한다

생수통 앞으로 들어 올리기

1세트–20~30회, 3세트 실시

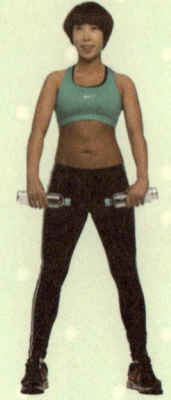

1 양발을 어깨너비로 벌리고 양손에
생수통을 들어 다리 앞쪽에 둔다.

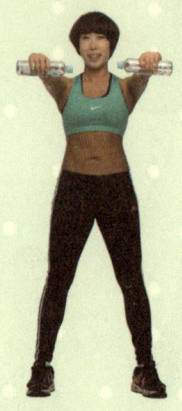

2 손등이 위를 향하도록 해서 생수통을
어깨높이까지 들어 올린다.

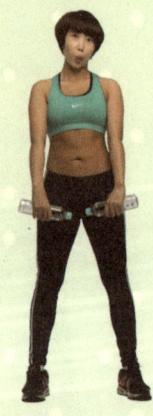

3 어깨의 힘을 유지하며 생수통을 내려
준비 자세로 돌아온 후 반복한다.

생수통 옆으로 들어 올리기

1세트-20~30회, 3세트 실시

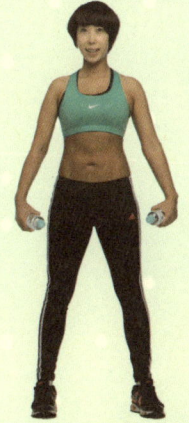

1 양손에 생수통을 들고 발을 어깨
너비로 벌린다.

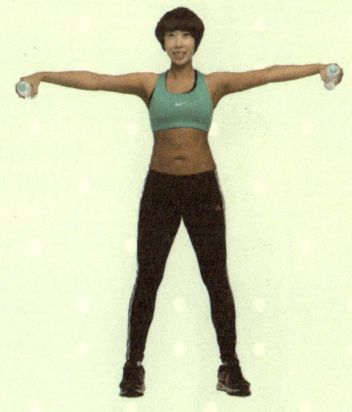

2 양팔을 어깨높이와 같게 벌려 생수통
을 들어 올린다.

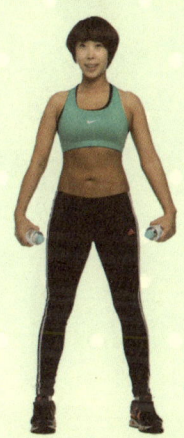

3 천천히 내려 준비 자세로 돌아온 후 반복한다.
이때 어깨 근육의 긴장을 유지하도록 한다.

유지기 신체 부위별 집중 훈련 동작 | 팔
(착 올라붙어 만져 보고 싶은 팔 만들기)

각 운동 동작 별로 회수와 세트를 지켜서 실시, 세트 사이 30초 이내 휴식.
팔의 볼록한 앞쪽 이두와 팔 뒤쪽 삼두근을 자극하여 늘어진 팔뚝 살을 빼 주고 균형
잡힌 날씬한 팔을 만들어준다.

양팔 접어 생수통 들어 올리기

1세트-20~30회, 3세트 실시

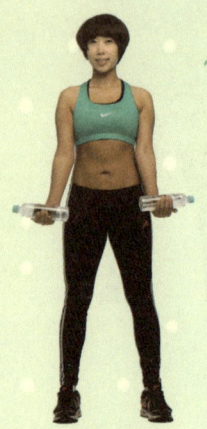

1 양발을 어깨너비로 벌려 상체를 곧게 세우고
생수통을 든다.

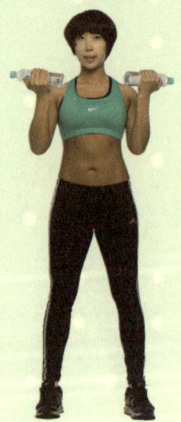

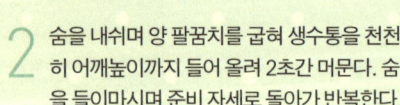

2 숨을 내쉬며 양 팔꿈치를 굽혀 생수통을 천천
히 어깨높이까지 들어 올려 2초간 머문다. 숨
을 들이마시며 준비 자세로 돌아가 반복한다.

뒤쪽에서 생수통 들어 올리기

1세트-20~30회, 3세트 실시

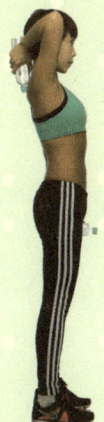

1 양발을 어깨너비로 벌리고 서서 생수통을 머리 위까지 올리고 팔꿈치를 뒤로 굽혀 잡는다.

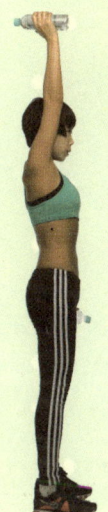

2 숨을 내쉬며 팔꿈치를 펴고 생수통을 천천히 들어 올린다. 잠깐 숨을 들이마시며 준비 자세 로 돌아온 후 반복한다.

생수통 올렸다 내리기

1세트-20~30회, 3세트 실시

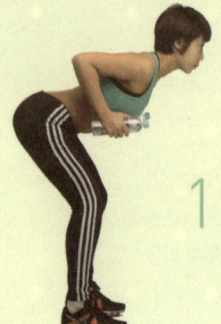

1 양발을 어깨너비로 벌리고 양손으로 생수통을
잡고 허리를 편 상태에서 앞으로 구부린다.

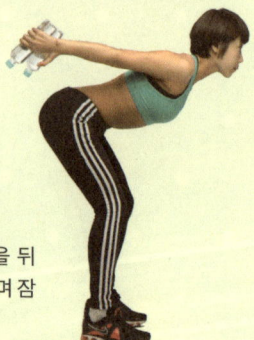

2 팔꿈치를 고정하고 숨을 내쉬며 생수통을 뒤
쪽으로 당겨 팔을 뻗는다. 숨을 들이마시며 잠
깐 멈춘 후 준비 자세로 돌아가 반복한다.

오피스 트레이닝

운동을 생활화! 회사에서도 짬짬이 운동하기!

사무실에서 할 수 있는 스트레칭

스트레칭은 운동으로 발생할 수 있는 사고를 예방해 주고, 운동 후 오는 근육통이나 피로를 풀어 주는 효과적인 운동법이다. 그러므로 오랜 시간 앉아서 일하는 사무실에서도 틈틈이 운동하여 혈액을 순환을 돕고 피로 회복을 할 수 있도록 하자.

어깨 다리 스트레칭

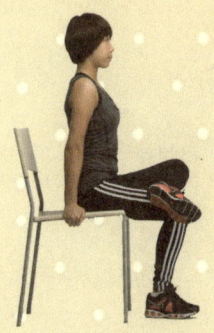 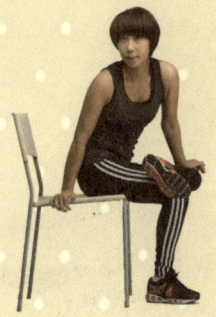

1 의자에 앉은 후 왼발을 오른쪽 허벅지에 올린다.

2 왼쪽 무릎 위에 왼손을 올린 후 어깨를 지그시 눌러 준다. 이때 손은 무릎을 누르고 몸을 틀면서 내리고 10~20초 멈춘다(반대도 같은 방법으로 실시하고, 2~3회 반복한다).

다리 스트레칭

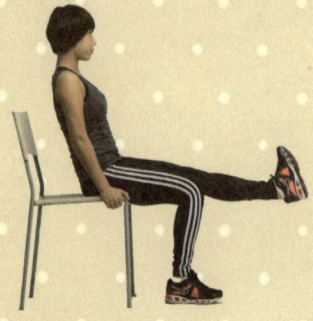

1 의자에 앉은 후 오른쪽 발끝을 세우고 무릎을 편다.

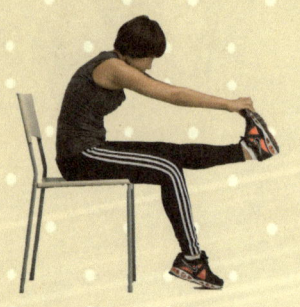

2 호흡을 내쉬며 상체를 내려 양손으로 발끝을 잡는다. 뒷다리가 당기는 느낌이 들도록 무릎을 펴고 10~20초 멈춘 상태를 유지한다(반대도 같은 방법으로 실시하고, 2~3회 반복한다).

전신 스트레칭

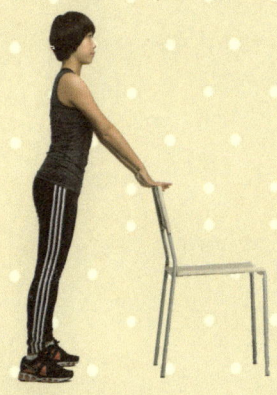

1 다리를 어깨너비로 벌린 후 의자 등
받이를 양손으로 잡는다.

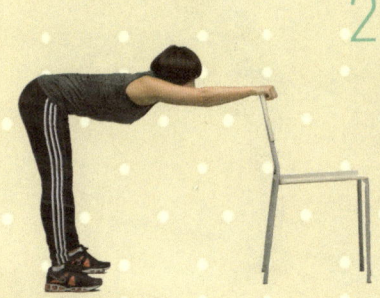

2 호흡을 내쉬며 가슴을 편 상태로 상
체를 내린다. 어깨와 다리 뒤쪽, 허
리까지 당기는 느낌이 들도록 팔, 다
리 모두 펴 준다. 10~20초 멈춘 상
태를 유지하고 2~3회 반복한다.

다리 스트레칭

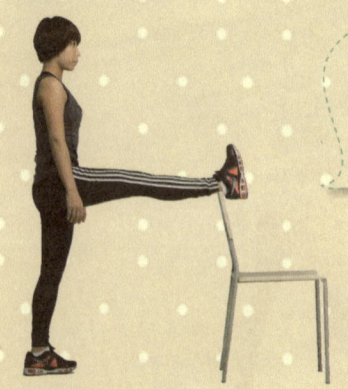

이 동작이 힘든다고요?
그럼 의자의 앉는 부분에 다리를
올리고 해 보세요..
쉽게 할 수 있어요!

1 의자 등받이에 오른발을 올린다.

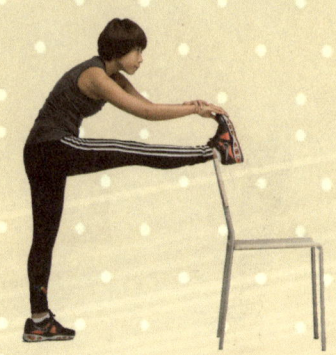

2 다리는 편 상태를 유지하고 호흡을
내쉬면서 상체를 숙인다. 양손으로
발끝을 잡고 가슴은 약간 내밀어 등
이 구부러지는 것을 막도록 한다.
10~20초 멈춘 상태를 유지하고 반
대 방향도 같은 방법으로 2~3회 반
복한다.

옆구리 스트레칭

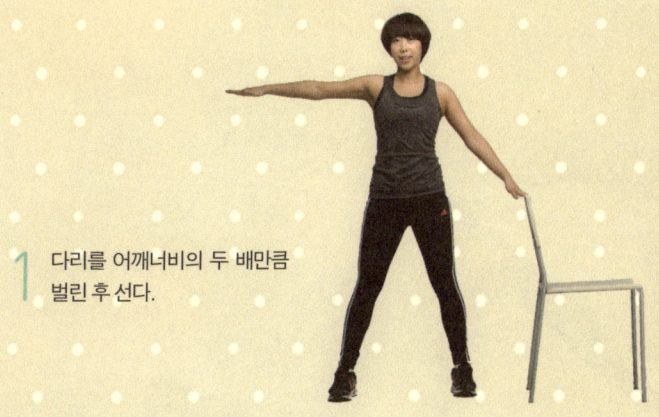

1 다리를 어깨너비의 두 배만큼
  벌린 후 선다.

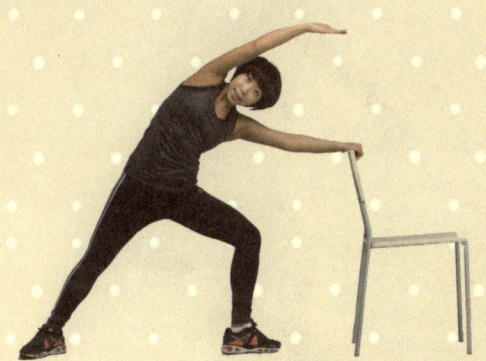

2 왼쪽 무릎은 90도 각도로 구부린다. 호흡
  을 내쉬면서 오른팔을 의자 방향으로 보내
  고 10~20초 멈춘다. 반대도 같은 방법으
  로 2~3회 반복한다.

의자는 반드시 고정하여 다치지 않도록 주의하세요.

무릎 들기

아랫배의 지방을 태워 주면서 근력 강화 효과도 볼 수 있는 운동!

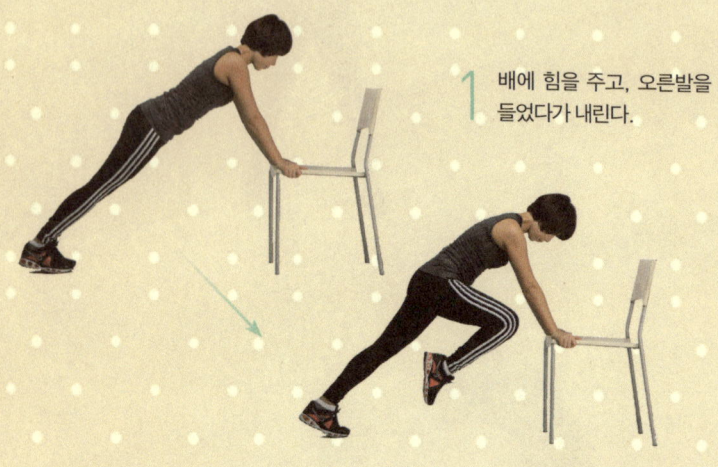

1 배에 힘을 주고, 오른발을 들었다가 내린다.

2 반대쪽도 같은 방법으로 실시하면 오른 발, 왼발이 하나! 30회씩 3세트 실시한다.

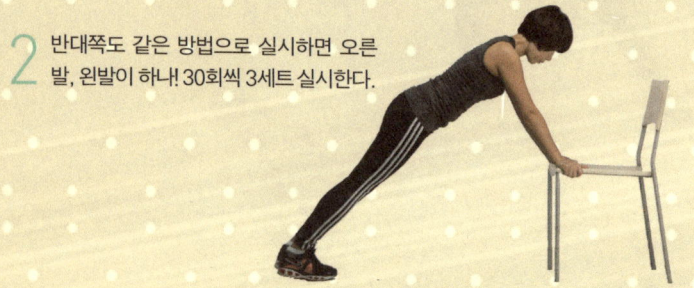

엉덩이 올리기

엉덩이를 업시키고 탄력 있게 만들어주는 운동!

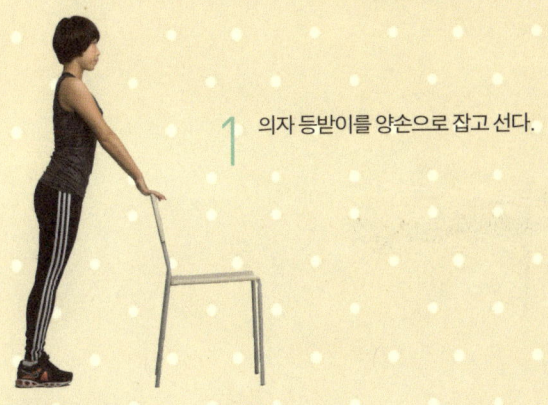

1 의자 등받이를 양손으로 잡고 선다.

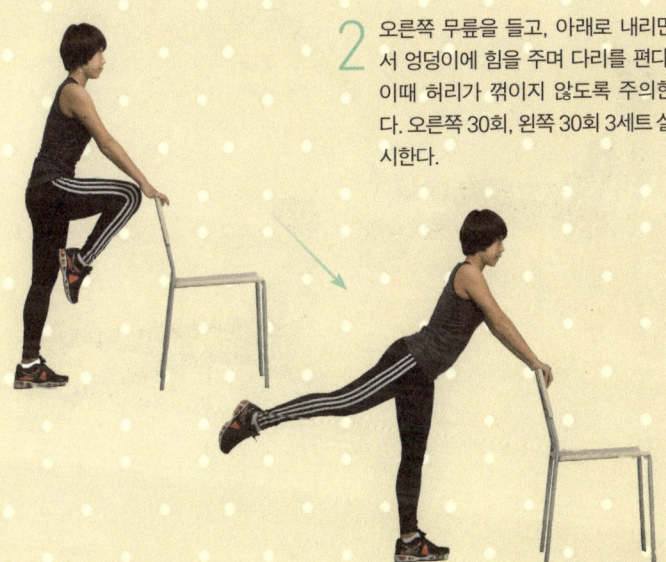

2 오른쪽 무릎을 들고, 아래로 내리면서 엉덩이에 힘을 주며 다리를 편다. 이때 허리가 꺾이지 않도록 주의한다. 오른쪽 30회, 왼쪽 30회 3세트 실시한다.

다리 교차하기

복부를 단단하게 해 주고, 다리 라인을 예쁘게 만들어 주는 운동!

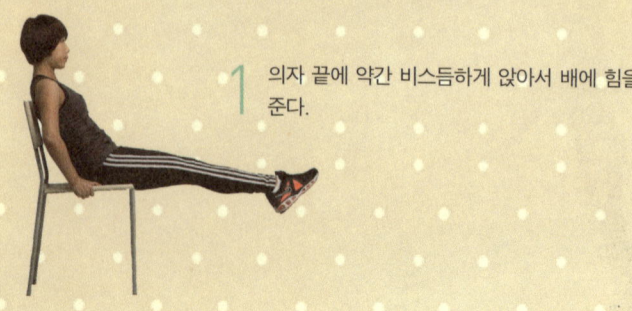

1 의자 끝에 약간 비스듬하게 앉아서 배에 힘을 준다.

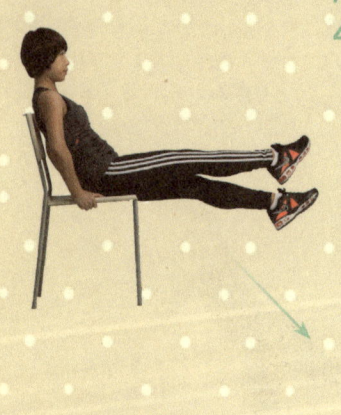

2 무릎과 발끝을 펴고 오른발, 왼발을 차례로 교차시켜준다. 오른발, 왼발이 하나이며 30회씩 3세트 실시한다.

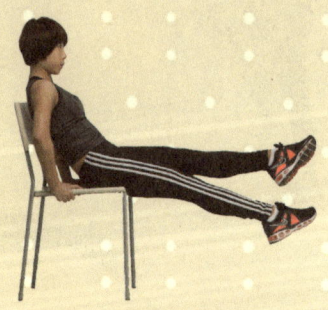

양쪽 무릎 들기

아랫배의 지방을 태워 주는 데 효과적인 운동!

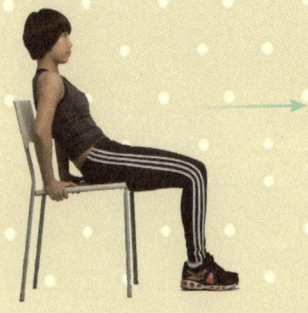 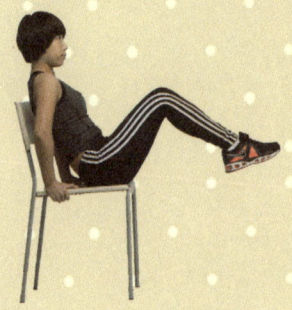

1 의자 끝에 비스듬하게 앉는다. 양쪽 무릎을 구부려서
배에 힘을 주고 가슴 쪽으로 당긴다.

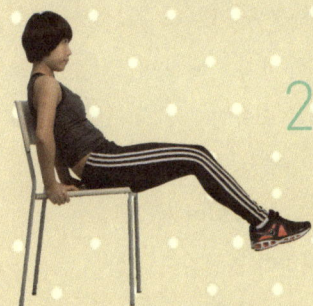

2 다리가 바닥에 닿지 않게 제자리로 돌아간 후
연속으로 30회씩 3세트 실시한다.

이 운동 외에도 5~8주차에 했던
'탁자를 이용한 팔 뒤쪽 운동'을
의자나 책상을 이용해서 할 수
있다.

이건 비밀인데~!

살빼기 비법 노하우

‖ 긍정적인 자기 암시

다이어트를 오래 하려면 나름의 전략이 필요하다. 식이 요법이나 운동을 생활화한다고 해도 한순간에 공들인 다이어트가 수포로 돌아갈 수 있다. 그래서 나는 수시로 의지를 굳건히 하기 위해 노력했다. 그중 하나가 내가 만들고자 하는 이상적인 몸매를 소유한 모델의 사진을 스마트폰에 담아 틈틈이 보는 것이다.

그리고 상상해 본다. 나도 그런 몸매를 갖게 되어 세상을 깜짝 놀라게 하는 상상을! 그동안 나의 외모를 지적하며 놀림감으로 삼던 사람들을 향해 당당하게 서는 때를 말이다. 처음에는 상상으로만 끝날 것 같고 불가능한 일처럼 보였지만 시간이 흐르고 흐르면서 조금씩 사진 속의 모델을 닮아가는 나를 발견할 수 있었다.

다이어트 중이라고 해서 먹으면 안 되는 것과 먹는 양 등을 지나치게 의식하다 보면 더 음식에 대해 집착하게 되고 늘 허기지게 된다. 이것은 진짜 배고픔이 아니라 마음에서 느끼는 가짜 배고픔인 것 같다. 그래서 먹고 싶다고 느끼면 무엇이든 먹을 수 있고, 나 또한 먹는 것을 즐길 수 있다고 생각했다.

그리고 실제로도 이전처럼 스트레스를 받거나 지루하다고 무작정 음식을 흡입하지 않았다. 지나친 절식이나 금식을 하는 대신 몸에 좋은 음식으로 잘 먹고 자주 먹으려고 했다. 물론 먹는 자체의 행위에 만족하거나 스트레스를 푸는 수단으로 삼기보다는 음식의 맛을 충분히 느끼려고도 했다. 그래서 되도록 오래 천천히 씹으며 각 식품 고유의 맛을 느끼려 했다.

다이어트 중이니까 절대로 먹으면 안 돼! 라는 생각은 사람을 늘 배고프게 하지만 생각을 바꾸면 같은 음식, 같은 양을 먹어도 만족도가 훨씬 높아진다. 이때 비로소 먹고 싶고, 씹고 싶은 욕구에서 자유로워질 수 있었다. 이렇게 다이어트에 성공하기 위해서는 긍정적인 자기 암시와 생각의 전환이 필수이다.

하루 이틀에 끝낼 다이어트가 아니니만큼 마인드컨트롤로 지친 몸과 마음을 달래가며 다이어트에 매일매일 성공하자. 그럼 평생 다이어트를 해야 한다 해도 편안하고 즐겁게 생활할 수 있을 것이다. 이것이 나의 최종 목표이기도 하다.

‖ 다이어트에 생리주기 활용하기

우리 여성은 한 달에 한 번 마법에 걸린다. 어김없이 찾아오는 그날! 생리주기만 잘 활용해도 다이어트에 큰 도움이 된다. 생리주기를 이용할 때 살이 빠지는 것은 호르몬의 영향 때문이란다. 그러니 여성의 몸은 호르몬에 따라 크고 작은 변화를 겪게 되므로 호르몬 변화를 이용하는 생리주기만 잘 활용해도 다이어트 효과를 높일 수 있다는 것이다.

특히 난소의 황체호르몬인 프로게스테론은 지방 세포의 활동을 촉진한다. 그런데 이 황체호르몬은 생리나 배란과 관계가 깊다. 생리가 끝나고 배란기까지는 피하지방이 잘 쌓이지 않기 때문에 다이어트에 가장 좋은 때라고 하는데 이것은 이때 황체호르몬의 분비가 줄어들어 체지방이 잘 쌓이지 않기 때문이다.

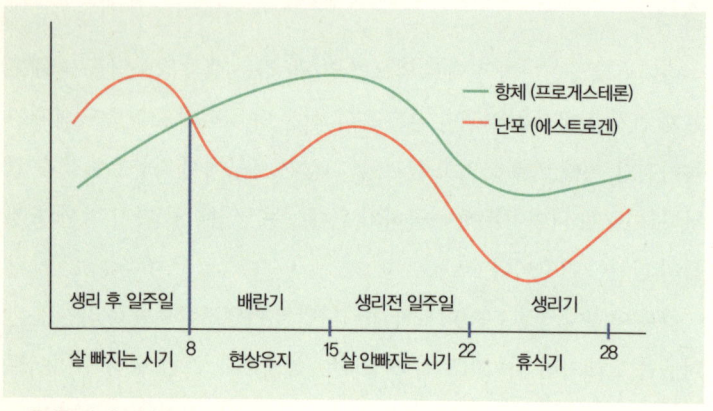

생리주기 다이어트

여성이라면 누구나 경험했겠지만, 생리하기 일주일 전은 살이 찐다. 단 것이 당기고, 식욕이 왕성해진다. 또 피부는 거칠거칠해지고 몸이 붓기도 한다. 그뿐만이 아니다. 체중도 1~2킬로그램 정도 더 늘어나 심기를 불편하게 만든다. 하지만 이 또한 호르몬의 영향을 받는 여성의 몸에 나타나는 자연스러운 변화이다. 컨디션이 좋지 않다는 핑계로 폭식하지 않도록 조심하고 무리한 운동을 피하는 것이 좋다. 기분이 좋아질 만큼만 가볍게 유산소운동을 하자.

그다음 생리기 일주일은 특별한 이유 없이 우울해지고, 조금만 움직여도 피로를 느끼게 된다. 호르몬 균형이 깨질 수 있으니 몸에 무리가 가는 과도한 운동이나 식이 요법을 피하고, 충분한 휴식을 취하는 것이 중요하다. 이때는 가벼운 운동이나 스트레칭을 하면 좋다. 이는 혈액순환에도 도움이 되고 기분도 한결 좋게 만들어 우울감을 떨치는 데 효과적이다.

마지막으로 가장 중요한 때는 살이 잘 빠지는 생리 후 일주일이다. 몸의 부기도 빠지고 체중도 원래대로 돌아온다. 이때는 조금만 노력해도 쉽게 체중을 줄일 수 있어 다이어트에 가장 좋은 시기이다. 신진대사가 활발해져 같은 식이 요법으로도 높은 효과를 얻을 수 있으니 되도록 탄수화물의 섭취량을 줄이고 저열량 음식을 먹도록 하자. 또 피로감도 덜 느끼게 되므로 강도 높은 운동으로 다이어트 효과를 높일 수 있다. 내 몸의 변화에 주목하고 생리 주기만 잘 활용해도 다이어트 효과를 톡톡히 볼 수 있으니 활용해 보면 좋을 것이다. 운동이나 식이요법에도 타이밍이 중요하다는 것을 기억하자.

‖ 공복에 유산소 운동하기

8시간 이상 푹 자고 일어난 직후, 아무것도 먹지 않은 상태는 운동 효과를 높일 수 있는 좋은 시간이다. 우리 몸은 자는 동안에도 신진대사가 활발히 일어나므로 아침이면 몸에 저장된 탄수화물을 모두 사용한 상태가 된다. 운동할 때 쓰이는 에너지는 탄수화물, 단백질, 지방 순서로 쓰인다.

그래서 일어나서 아무것도 먹지 않은 상태에서 운동하게 되면 탄수화물이 이미 고갈되었기 때문에 우리 몸의 지방이 바로 에너지원으로 소모되므로 체지방을 줄이는 데 효과적이라는 것이다. 하지만 공복 시 유산소운동을 하는 것은 지방의 사용 비율이 높은 만큼 탄수화물의 부족 때문에 단백질의 사용 비율 또한 높여 근육 손실을 피할 수 없단다.

그러니 너무 자주 무리해서 운동하면 오히려 근육이 손실돼 좋지 않다. 또 온종일 무기력증에 빠질 수 있으니 과도한 운동은 절대 금물이다. 나의 경우처럼 전날 조금 식사량이 과했거나 생활 방식이 흔들렸다 싶을 때 공복 시 유산소운동으로 몸과 마음을 다잡는 데 활용해 보면 좋으리라 본다.

이때 유산소운동이라고 해도 실내에서 하는 것과 실외에서 하는 것의 차이가 크다. 가장 좋은 것은 공복에 가까운 산에 오르는 것이다. 공기라고 다 같은 공기가 아니다. 산에 오르면 신선한 공기와 더불어 활기찬 기운을 받을 수 있다. 공복에 산에 오르는 것은 다이어트 효과와 더불어 마음마저 깨끗이 정화해 삶에 활력을 더한다.

그럼 공복 시 유산소운동에 들어가기에 앞서 일단 물을 한 잔 마시고 정신을 차린 후 천천히 걷기 시작하자. 이때 반드시 30분 이상 운동을 지속해야 한다. 운동을 시작해서 적어도 30분이 지나야 지방이 연소된다고 하니 되도록 신선한 아침 공기를 마시며 주어진 시간을 충분히 즐기자.

이때 가벼운 음악을 들으며 산에 오르거나 걸으면 기분도 좋아지고 힘도 덜 든다. 공복 시 유산소운동은 잘만 활용하면 운동 효과를 높여 떨어진 사기를 충전하고 지친 몸과 마음을 추스르는 데 효과적이다.

‖ 다이어트 중이라는 사실을 알려라

한때 번번이 실패로 끝나는 다이어트 때문에 그 누구에게도 다이어트 중이라는 사실을 밝히지 못했던 때가 있다. 아마도 중도 포기하거나 실패로 끝날 것을 예상했기 때문일 것이다. 하지만 다이어트는 혼자만 열심히 한다고 성공하기 어렵다. 주변의 협조와 도움을 받아야만 성공할 수 있다. 사람은 사회적인 동물이란 말이 있지 않은가?

다이어트 중이라고 언제까지 칩거 생활을 할 수는 없다. 가장 가까운 가족, 친구, 선후배에게 먼저 다이어트 사실을 알리고 협조를 구하자. 단순히 예뻐지기 위한 다이어트가 아니지 않은가? 건강을 회복하고 성공적인 인생을 살기 위한 발판이 될 다이어트니 진지하게 도움을 청해야 한다.

항상 과식, 야식, 폭식을 함께했던 선배들의 도움을 톡톡히 받았다. 나의 다이어트를 돕기 위해 선배들은 함께 식사할 때면 샤부샤부나 담백한 생선구이를 메뉴로 정하곤 했다. 또 기름진 곱창이나 지글지글 고깃집에서 한판 벌이려면 연락 두절! 살짝 다녀와서는 '너 먹고 싶어할까봐 우리끼리 다녀왔다.'고 말했다. 은이 선배, 숙이 선배의 배려와 도움이 없었다면 내가 어떻게 다이어트를 지속할 수 있었겠는가?

실패할 것을 두려워하지 말고 다이어트 사실을 널리 알려 자신에게 이롭게 하는 것이 현명한 선택이다. 또 하나 다이어트를 할 때 공감과 조언을 아끼지 않는 파트너가 있으면 더 좋다.

나는 간고등어로 유명한 최성조 코치로부터 많은 도움을 받았다. 동갑내기 친구라 편하게 다이어트의 고민을 나누었다. 앞으로 나아갈 방향에 대해 함께 고민했고 성공의 기쁨도 나눌 수 있어 다이어트 중에 찾아오는 고비를 쉽게 넘길 수 있었다.

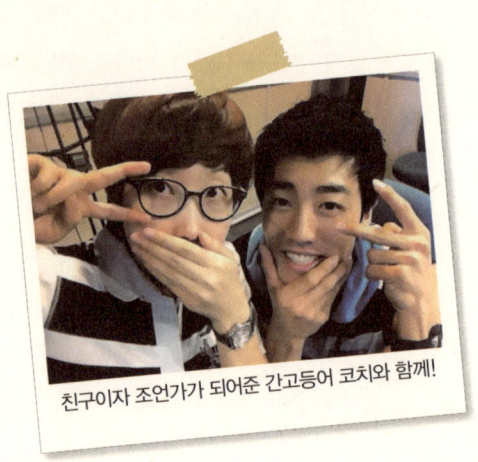

친구이자 조언가가 되어준 간고등어 코치와 함께!

04

다이어트가 사람 바꾸네!

성공적인 다이어트가 내게 남긴 것은 무엇일까?
그리고 다이어트는 내 인생에 어떤 변화를 가져왔을까?

도전과 실패로 얼룩진 나의 다이어트 여정은 아직 끝나지 않았다. 하지만 이전과는 다른 나를 발견할 수 있다. 힘들이지 않고 손쉽게 할 수 있던 수많은 다이어트 방법을 뒤로하고 음식 조절과 운동 그리고 생활 습관 바꾸기라는 길고도 힘겨운 다이어트에 도전하여 눈에 띄는 변화를 경험했다.

"이렇게 하면 정말 성공할 수 있을까?"라는 의문으로 시작했지만 지금은 "이렇게 하면 정말 성공하더라."라고 당당히 말한다. 내 몸을 땀 흘려 돌보고, 인내한 대가로 얻은 성공의 뒤에는 이전에는 한 번도 상상해 보지 못한 일생일대의 변화가 기다리고 있었다.

‖ 이전과 다른 나

"권진영씨, 성형했어? 어디 고쳤어?"

"몰라보게 예뻐졌네."

"언제 그렇게 날씬해졌어?"

그동안 한 번도 들어보지 못했던 칭찬을 다이어트에 성공한 이후에는 매일 듣는다. 다른 것도 아닌 외모에 대한 칭찬을. 다짜고짜 다가와 어디 고쳤느냐며 묻는 지인부터 방송국 매점 아주머니까지 의혹의 눈길을 보낸다. 단지 열심히 다이어트를 했고, 체중 감량에 성공했을 뿐인데 사람들은 그 이상의 무엇을 상상한다.

예뻐지는데 성형을 하는 것보다 20배 더 효과적이라는 다이어트, 그 위력은 정말 놀라웠다. 외모의 변화는 주변 사람들의 시선과 나를 대하는 태도에까지 영향을 미쳤다.

하지만 무엇보다 가장 큰 변화는 눈에 보이지 않는 내 마음속에서 일어났다. 늘 밝고 유쾌해 보이는 나였지만 사실 사소한 일로도 쉽게 우울해지고 자주 불안감에 휩싸이곤 했다. 그런데 다이어트에 성공하고 나서부터는 뭘 해도 기쁘고 자신감이 넘친다. 더욱 놀라운 것은 똑같은 스트레스 상황에서도 이를 해결하고 대하는 태도가 완전히 바뀌어 있었다. 몸이 건강해지고 가벼워지니 그만큼 여유가 생겨 매사에 더 유연하게 대처할 수 있고 실수도 줄일 수 있다. 이렇게 다이어트의 성공은 참 많은 것을 바꾸어놓았다.

‖ 자연식 베이킹 도전기

다이어트를 하면서 우리 몸의 소중함과 건강의 중요성을 몸으로 체험했다. 그러다 보니 몸짓과 자세 하나에도 신경이 쓰이고 먹을거리 하나에도 더 신중하게 된다. 건강은 값비싼 건강보조식품이나 약으로 지킬 수 있는 것이 아니라 나의 선택과 노력으로 유지되는 것이다.

다이어트를 통해 이 깨달음을 얻고 나니, 관심사도 이전에는 생각지 못한 방향으로 흐르고 있었다. 늦은 밤까지 맛집을 찾아다니며 야식과 폭식을 두려워하지 않던 내가 지금은 어떻게 하면 좀 더 몸에 좋은 음식을 먹고, 건강하게 살 수 있을까를 고민한다. 그만큼 다이어트와 건강이 내 삶에 크게 영향을 미친다는 사실을 알기 때문이다.

그래서 자연식에 관심을 갖게 되었고 내친김에 채식 베이킹에 도전하기까지 했다. 채식 베이킹의 경우 당근, 감자, 고구마, 단호박, 바나나, 곡물과 같은 식물성 재료를 주로 사용한다. 또 동물성 지방인 버터 대신에 식물성 기름을 우유 대신 두유를 사용한다. 달걀은 넣지 않고 설탕과 밀가루는 소량만 쓴다. 맛있는 빵과 디저트를 건강과 칼로리 걱정 없이 맛볼 수 있다니 내게는 참 매력적인 세계였다.

실제로 나는 달콤한 빵과 디저트를 무지하게 사랑한다. 다이어트를 시작하고부터는 좀처럼 먹지 못했지만 지금도 가끔은 진한 치즈케이크가 그립고 아찔할 정도로 단 브라우니 생각에 군침을 꿀꺽 삼키곤 한다. 그런 내가 자연식 베이킹을 접했을 때에는 정말 사막에서 오아시스라도 찾은 기분이었다.

버터도 우유도 달걀도 넣지 않은 빵의 맛은 기존의 빵과 크게 다르지 않다. 오히려 달지 않고 담백해서 먹기에 부담이 없고 소화도 잘된다. 덕분에 일주일에 한 번은 채식 베이킹 클래스에서 직접 만든 빵과 디저트를 차와 곁들여 먹으며 남부럽지 않은 여유를 부려 보았다. 어쩌다 시간이 생기면 먹고, 자고, 빈둥거리기에 여념이 없던 내가 지금은 이렇게 능동적으로 무엇을 찾아 배우고 건강을 챙기고 있다.

좋은 것이 있으면 자랑하고 싶은 것처럼 다이어트를 통해 경험한 소중한 결실과 새롭게 생긴 취미 생활을 주변 사람들에게 열심히 알렸다. 이 좋은 것을 나만 알고 있을 수 없어 직접 만든 자연식 빵과 과자를 건네며 건강을 지키고 삶을 바꾸는 다이어트를 함께 해보자고 권하는 것이다. 이렇게 다이어트를 시작하고부터 나의 생활은 더 유익하고 유쾌해졌다.

‖ 옷가게 사장된 권진영

나도 잇 걸!

헐렁한 면바지에 엉덩이를 폭 덮는 후드 티셔츠를 주로 입던 나는 그런 차림이 나에게 가장 잘 어울린다고 생각했다. 쫄티에 청바지를 멋있게 입고 다니는 친구들과 동료들이 주변에 수없이 많았지만 그들은 나와 다른 세상의 사람으로 생각하곤 했다. 아마도 몸무게가 늘어나면서 거북스러운 살들을 감추고 싶기도 하고, 많이 먹어도 불룩 나온 배가 도드라지지 않는 헐렁한 옷이 마냥 편했기 때문일 거다.

그러나 다이어트를 하면서 체중이 줄고, 몸이 슬림해지니 이전과는 달리 어떤 옷을 입어도 옷태가 나고, 옷을 사는 데 투자하는 돈이 하나도 아깝지 않았다. 몸에 피트 되는 옷에도 과감하게 도전해 보았고, 그런 나의 변화에 나 자신도, 주변 사람들도 놀랐다.

내가 다이어트를 했다고 해서 모델 체형으로 바뀐 것도 아니고, 한때 다이어트로 주목받던 연예인들처럼 과도한 체중감량을 한 것도 아닌데 말이다. 단지 건강에 무리가 가지 않을 만큼 살을 빼고 보기 좋은 몸매를 갖게 되었을 뿐인데도 사람들은 하나같이 달라 보인다며 무슨 일이 있었냐고 묻는다. 그건 체중 감량을 통해 어떤 옷이든 소화할 수 있게 되면서 나를 더 아름답게 꾸미는 일에 관심이 많아졌기 때문이다.

전에는 값비싼 명품 옷을 입어도 시골 장터에서 주워 입은 듯 어색하기만 했는데 지금은 저렴한 보세 옷을 입어도 잘 어울린다는 말을 자주 듣는다. 그러다 보니 옷을 고르고 입는 일에도 신경을 더 쓰게 된다. 또 자주 백화점이나 동대문 시장에 들러 패션 트렌드를 읽고, 나에게도 적용해 보려고 한다. 마치 잇 걸(미국의 패션잡지 『보그』에서 처음 등장한 신조어로 패션 트렌드를 이끌어 가는 여성을 뜻함)이라도 된 듯 말이다. 지금 나는 그 어느 때보다도 알차게 나를 가꾸는 일에 시간을 투자하고 있다.

사람이란 몸에 자신이 생기면 옷에 관심이 가는 법

다이어트로 성공한 사람들은 모두 옷에 관심이 많다. 몸짱에서 몸짱으로, 얼짱에서 매력짱으로 다시 태어나고 보면……. 세상에는 예쁜 옷도 많고 나를 더 멋지게 포장할 거리가 많다는 걸 알게 된다. 뭘 입어도 잘 어울리고 옷태가 나는데 어찌 이것을 외면할 수 있겠는가? 사고, 사고, 또 사고. 한때 죽으라고 옷을 사들이며 세상을 다 얻은 듯 기뻤다.

나쁜 음식으로 배를 불리느라 돈을 축내던 과거에 비할까 싶어 지름신이 수시로 왕림해도 크게 개의치 않고, 맘껏 그 시간을 즐겼다. 다이어트에 성공한 나 자신을 축하하고 격려하며 그렇게 옷을 선물하곤 했다.

옷이 있는 곳에 가면 마음이 설렌다. 나도 어쩔 수 없는 여자인가 보다. 30년 만에 알게 된 사실이지만. 그곳에는 웃음이 있고, 이야기가 있고, 아름다움이 있다. 그래서 옷가게에서 옷을 고르고 사는 사람들의 표정에는 하나같이 10대 소녀의 수줍음과 여린 민들레 잎에서 전해지는 풋풋함이 있다. 나는 생각했다. 많은 연예인이 바쁜 와중에도 패션 사업을 감행하는 이유를. 멋진 바디라인을 소유한 사람이 옷을 좋아하는 것은 당연한 일이고 그것을 좋아하다 보니 비즈니스로 연결되는 것이다.

여기서 잠깐! 나도 여자들을 웃게 하고, 더 아름답게 만들어주는 옷가게를 열면 어떨까? 나는 개그우먼! 개그 프로그램을 통해서만 사람을 웃게 하고, 기분 좋게 할 수 있는 건 아니다. 또 다른 방법으로 사람들과 소통하며 함께 웃고 싶었다. 그래서 옷가게 창업에까지 생각하기 시작했다.

변화를 꿈꾸는 사람이 모이는 옷가게

늘 수동적이고 느린 내가 어떻게 옷가게를 창업할 수 있을까?
방송 일과 사업을 제대로 병행할 수 있을까?

끝없이 되묻고 답하기를 반복하며 재고 따질 때……. 그 어렵다는 다이어트에도 성공한 내가 못할 게 뭐가 있나 싶었다. 나의 계획과 생각이 탁상공론으로 끝나는 건 원하지 않았다. 용기를 내어 결정하고 실천할 때 변화가 일어난다는 사실을 다이어트를 통해 경험했으니까.

막상 방송 일과 병행하며 새로운 일을 구상하고 실천하는 일은 쉽지 않았다. 하지만 빠듯한 일정에 피곤이 몰려와도 마음에서는 '예~!' 하고 환호하는 소리가 들리는 듯했다. 그래서 내가 잘 알고 자주 가는 홍대 근처의 부동산을 돌며 상권 분석에 들어갔고 여기저기 바쁘게 쏘다니며 발품을 팔아 결국 마음에 드는 장소를 찾을 수 있었다.

시집이나 가지 무슨 창업이냐는 부모님의 반대도 있었지만 결국 엄마는 내가 시집갈 때 쓰려고 모아두었다던 적금을 깨서 사업 자금으로 내어주셨다. 사실 옷가게를 내고 대박을 치겠다는 생각은 애초에 없었다. 그저 능동적으로 내 삶을 주도해 보고 싶었다. 내가 기쁘게 할 수 있는 또 다른 무언가를 찾아 도전해 보고 싶었고, 이끌려가는 삶이 아니라 이끌어가는 삶을 살고 싶었다.

가게를 계약하고 나니 할 일이 정말 많았다. 사업자등록을 시작으로 인테리어, 물건 사입, 디스플레이까지 신경 쓸 일이 한둘이 아니었다. 그러나 누가 시켜서 시작한 일이 아니니만큼 기쁘게 감내하기로 다짐하며 공부하는 마음으로 차례차례 일을 진행해 나갔다.

2012년 겨울, 결국 마음먹은 대로 아담하고 예쁜 옷가게를 열었다. 만 원짜리 티셔츠 한 장, 머플러 하나에도 정성을 듬뿍 담았다. 그래서일까? 오픈 첫날부터 많은 사람이 축하와 격려를 해주었다. 나는 내가 그랬던 것처럼 우리 가게에 들어오는 모든 사람이 아름다운 변화를 꿈꾸고 멋지게 비상하기 바라는 마음이다. 방송이 없는 날이면 되도록 가게에 나가 있으려 노력한다. 그래서 우리 가게는 기분전환과 대화가 필요한 내 지인들의 사랑방 역할도 톡톡히 하고 있다.

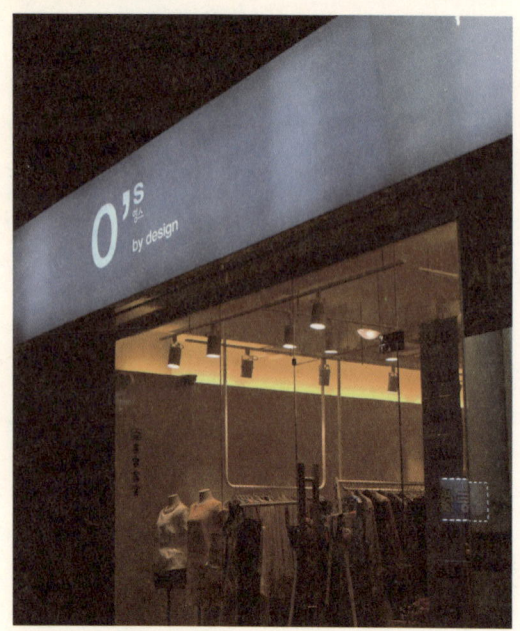

아름다운 변화를 원하는 사람들을 위해 홍대 뒷골목에 마련된
권진영의 소박한 옷가게!

내 인생의 주인공은 바로 나

나는 뚱뚱했을 때도 권진영이었고 다이어트로 살을 뺀 지금도 권진영이
다. 그러나 권진영이라는 이름 앞에 붙는 수식어는 달라도 너무 달라졌다.
각자의 이름 앞에 붙는 수식어는 누가 만들어서 붙여주는 것이 아니다.

스스로 변하려고 노력할 때 원하는 수식어를 이름 앞에 붙일 수 있다.
나에게 다이어트는 단순히 살을 빼는 행위로 끝나지 않았다. 위태위태
하던 건강을 찾게 도와주었고, 내 인생의 주인공은 바로 나라는 사실을

일깨워 준 소중한 여정이었다. 새로운 것에 눈뜨게 하고, 용기 내어 또 다른 일을 시작하게 하는 원동력이기도 했다. 그래서 다이어트는 나에게 새로운 수식어를 참 많이도 붙여주었다.

건강한 개그우먼 권진영!
날씬한 개그우먼 권진영!
몰라보게 예뻐진 개그우먼 권진영!
웃기게 주인 언니가 된 개그우먼 권진영!

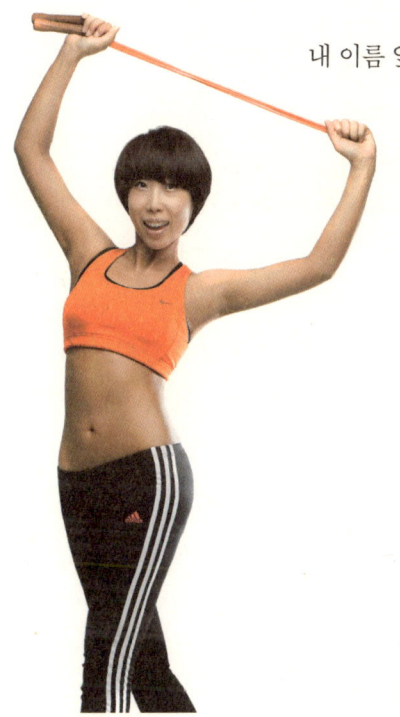

내 이름 앞에 붙은 과분한 수식어 뒤에는 다이어트라는 과정이 숨어 있다. 다이어트는 이렇게 우리의 생각과 생활 태도, 가치관까지 바꾸는 놀라운 힘을 가졌다. 세상에 쉬운 일이 없듯이 다이어트 역시 만만치 않은 일임은 분명하다. 하지만 그 힘든 과정을 겪으며 흘린 땀과 노력은 결코 우리를 실망시키지 않는다. 다이어트를 하지 않았다면 지금 나는 어떤 모습일까? 그것은 상상할 수도 없다.

~ing

지금도 계속되는 다이어트, 다이어트는 평생의 숙제

"권진영, 네 발목 어디 갔느냐?"
"거 참, 태풍 매미 왔을 때 날아갔잖아."

내 몸이 하나의 개그 소재가 되었던 시절이 있었다. 그러나 이제는 소중한 내 몸이 더는 개그 소재가 되는 것을 원하지 않는다. 내 몸은 나의 생활, 정신, 가치관, 직업, 마음을 담고 있는 바로 나이기 때문이다.

또 몸은 예민하고 지극히 정직하다. 그래서 조금만 생활에 균형이 깨지고, 잘못된 길로 갈라치면 즉각 사이렌을 울리며 조심하라는 사인을 보낸다. 잘못된 식생활습관과 운동 부족, 요요를 부르는 과도한 다이어트의 반복이 결국, 고지혈증, 자궁근종 등과 같은 위험 신호를 보냈던 것이다. 그뿐인가? 나는 늘 피곤했고, 점점 더 무기력해져 갔으며 작은 일에도 감정 기복이 심해져 갔다.

나는 달라져야 했고, 달라지기를 원했다.

또 나는 달라지려고 노력했다.

이전과는 다른 방법으로……

느리고 힘들더라도 이번만큼은 꼭 달라지고 싶었다.

달라지기는 쉽지 않았다.

수많은 시행착오 속에 포기하고 싶은 순간도 있었지만……

끝까지 남는 사람이 승자가 될 수 있다고 믿으며,

인내와 절제 속에 다이어트를 지속했다.

그리고……

나는 달라졌다.

복근녀라는 새로운 타이틀도 얻었다. 외모의 변화와 함께 달라진 것
은 셀 수 없이 많다. 습관, 정신, 건강, 삶에 대한 태도 등. 이는 나의 노력
에 대한 값진 결과이다. 다이어트에 돌입하면서 잘못된 생활 습관을 떨
치고, 좋은 습관을 받아들여야 했다. 또 건강하게 먹고 부지런히 움직여
야 했다. 처음에는 귀찮고 힘들었지만 이렇게 하나하나 바꾸고 다듬어
나가다 보니 어느덧 다이어트는 생활 일부가 되었다. 처음에 느꼈던 부
담감을 대신하여 새로운 즐거움이 생겨났다. 그리고 짧게는 3개월 길게
는 6개월에 끝날 줄 알았던 다이어트가 수년째 이어지고 있다.

나는 여전히 다이어트 중이다. 그런데 이렇게 다이어트를 하면서 알
게 된 것은 다이어트는 평생의 숙제이며 죽을 때까지 지속해야 한다는
것이다. 그리고 그것이 처음에 생각했던 것만큼 어렵지 않을 수도 있다
는 것이다. 좋은 습관이 자리 잡고, 즐거운 경험들이 하나 둘 쌓이다 보
면 하루가 천 년 같이 느껴지던 고된 다이어트도 하루가 1시간 같이 느

껴지는 기분 좋은 일상의 경험으로 바뀔 수 있다. 여전히 다이어트 중이지만 이전처럼 배고프지도 않고 힘들지도 않다. 또 동기부여가 된 실행기의 강도 높은 다이어트를 할 때처럼 부담스럽지도 않다. 나는 아직 희망 체중인 48킬로그램에 도달하지 못했다. 그러나 이제는 몸무게가 48킬로그램이 되기를 바라지 않는다.

나의 건강한 몸과 삶을 위해 다이어트를 통해 감량한 현재 52킬로그램의 몸무게에 만족하며 유지하는 데 노력하려 한다. 나의 키에 걸맞은 표준 체중은 57킬로그램이 아니었던가? 과도한 욕심이 내 몸을 망치고, 나를 망친다. 다이어트를 하는 것은 나를 위한 일임을 명심해야 할 것 같다. 남에게 보이는 나가 예쁜 것보다 내가 느끼는 나가 건강한 것이 더 중요하다. 그래서 나는 아직도 다이어트 중이다.

살아 있는 동안 계속 되어야 할 다이어트

욕심을 버리고 식이요법과 운동을 병행한 다이어트에 도전해 거의 일 년 만에 목표로 했던 체중 감량을 이루었다. 현재 체중을 유지하며 여전히 다이어트를 지속하고 있다. 내가 다이어트를 평생의 친구로 여기며 계속하려는 것은 다이어트 때문인 내 삶의 긍정적인 변화에 매료되었기 때문이다.

S라인 몸매로 예뻐졌다는 칭찬을 받는 것도 흐뭇한 일이지만 그 무엇보다 기쁜 것은 내가 느낄 수 있는 내 몸의 건강함이다. 이 기분 좋은 에너지는 무엇이든 마음만 먹으면 할 수 있다는 자신감을 불어넣고 나 자신이 꽤 괜찮은 사람이라는 생각에 빠지게 한다.

이전에는 불규칙한 생활 때문에 아침에 일어나는 순간부터 짜증스럽고 무기력했다. 열량은 높으면서 건강에 좋지 않은 정크푸드에 길들면서 속은 늘 더부룩하고 편하지 않았다. 이 때문에 움직임도 줄어들고 생활 전반은 무겁게 가라앉아 있었다.

악순환의 연결 고리를 끊기 위해 단기간에 효과적이라는 별별 다이어트에 도전해 보았고 거듭 실패했다. 그러면서 나는 점점 살이 쉽게 찌는 체질로 바뀌었고 살을 빼기는 더욱더 어려워졌다. 그런 내가 마음에 들지 않고 외모지상주의로 치닫는 사회가 점점 싫어졌다.

돌이켜 생각해 보면 왜 그렇게 살았나 싶다. 하지만 그때는 또 그 나름대로 다 이유가 있었다. 핑계 없는 무덤 없다고 누구나 다이어트에 실패하거나 중도 포기하는 데는 다 그만한 이유가 있게 마련이다. 나는 수많은 다이어터들의 애타는 마음을 너무나도 잘 이해하며 공감한다. 그래서 이렇게 용기를 내어 나의 다이어트 이야기를 풀어놓게 되었다. 이 때문에 상처받은 다이어터들에게 작지만 도움이 될만한 팁을 제시하고 싶었다.

나는 단 4주 혹은 3개월 만의 다이어트로 희망 체중에 도달할 수 있고 평생 유지할 수 있다고 말하지 않는다. 혹 그렇게 말하는 사람이 있다면 그것은 분명 거짓말이다. 내가 말하고 싶은 것은 4~8주간의 다이어트에 도전해 작게나마 체중 감량을 이루었다면 그 짜릿한 성공의 경험을 바탕으로 생활 습관을 바로 잡고 식이 요법과 운동을 병행하는 다이어트를 신뢰하게 될 거라는 것이다.

그럼 이것이 동기부여가 되어 다이어트를 지속해서 실행하고 유지할 수 있을 것이다. 몸에 무리가 가지 않도록 서서히 단계별 체중 감량을 시도하고, 최종 목표 체중에 도달했을 때는 유지하는 데 힘쓰라는 것이다. 처음에는 어려울 수 있지만 잘못된 습관을 버리고, 좋은 습관을 들이는 것만으로도 우리 몸은 분명히 변한다.

나는 늘씬하게 잘 빠진 8등신 모델도, 아이돌 가수도 아니다. 하지만 내 몸에 딱 맞는 체중에 탄탄한 복근과 S라인 몸매를 가지고 있다고 감히 말한다. 건강하게 살을 빼면 같은 체중이라도 몸매가 더 예쁘고 탄력 있게 보인다. 그래서 나는 내가 한 다이어트에 만족한다. 막연히 꿈꾸던 48킬로그램이 되지 않았더라도 말이다. 지금 거울 앞에 서는 것이 즐겁고, 맵시 있게 옷을 입을 수 있어 참 행복하다.

다이어트를 통해 진정 나를 사랑하는 법을 알게 되었다. 얼마 전 받은 건강 검진 결과도 전과 비교해 만족스러웠다. 서서히 망가졌던 몸도 회복되고 있다. 참 놀라운 결과이다. 수년간 망쳐온 몸이 일 년여 동안 신경 써서 돌보니 달라지는 것이다. 하지만 이것은 또 그만큼 빨리 나빠질 수도 있다는 의미일 것이다. 정직하고, 예민한 내 친구, 몸! 그 소중한 몸을 위해 오늘도 기쁘게 다이어트를 한다. 그리고 내 몸을 결코 실망하게 하지 않을 것이다.

그동안 라디오 〈최화정의 파워타임〉에서 '백세건강킹'이라는 코너를 통해 수많은 다이어터들을 만날 수 있었다. 그리고 우연한 기회에 복근을 공개하게 되어 복근녀라는 호칭도 얻게 되었다. 의지박약에 미련스럽던 권진영도 복근녀라 불린다.

다이어트는 누구나 할 수 있는 것이다. 포기하지만 않는다면, 그리고 성급하게 단기간에 만족스러운 결과를 얻겠다는 헛된 꿈을 버린다면 말이다. 다이어트는 우리의 삶을 변화시키며 건강과 예쁜 몸매를 덤으로 선물하는 즐거운 모험이다. 하지만 무리한 다이어트는 절대 오래갈 수 없다. 욕심을 버리고 한 걸음 한 걸음, 천천히 제대로 하자. 나 또한 여전히 다이어트 진행 중이라 앞으로 더 많은 이야깃거리가 생길 것이다. 그러는 동안 지금까지 한 생각에 더 많은 이야기가 더해질 것이다.

살아 있는 동안 계속되어야 할 다이어트!

구태의연한 주제일 수 있지만 다이어트는 남녀노소를 불문하고 누구나 풀어야 할 평생의 숙제이다. 그러므로 누구나 유쾌하고 행복한 다이어트를 통해 스스로 부끄럽지 않은 모습으로 우뚝 서길 간절히 바란다.

KI신서 5101

한 권으로 끝내는
다이어트의 모든 것

1판 1쇄 인쇄 2013년 7월 1일
1판 1쇄 발행 2013년 7월 5일

지은이 권진영
펴낸이 김영곤 **펴낸곳** (주)북이십일 21세기북스
부사장 임병주 **출판콘텐츠기획실장** 안현주
기획 송무호 오미현 **디자인 표지 본문** 아르떼203 **사진** 양현모
마케팅영업본부장 이희영 **영업** 이경희 정경원 정병철
광고제휴 김현섭 강서영 우중민 **프로모션** 민안기 최혜령 이은혜
출판등록 2000년 5월 6일 제10-1965호
주소 (우413-120) 경기도 파주시 회동길 201(문발동)
대표전화 031-955-2100 **팩스** 031-955-2151
이메일 book21@book21.co.kr **홈페이지** www.book21.com
트위터 @21cbook **블로그** b.book21.com **페이스북** facebook.com/21cbooks

ISBN 978-89-509-5042-2 13510
책값은 뒤표지에 있습니다.